# DES
# SYPHILIDES ULCÉREUSES

SIMULANT

# L'ULCÈRE VARIQUEUX

*(Syphilides ulcéreuses — Syphilides gommeuses ulcératives*
*Ulcères Syphilo-variqueux et Rôle modificateur des Varices —*
*Ulcères Phlébitiques — Ulcères variqueux)*

PAR

## Le Docteur M. CORMIER

*de la Faculté de Paris*

ANCIEN EXTERNE DES HÔPITAUX
MÉDAILLE DE BRONZE DE L'ASSISTANCE PUBLIQUE

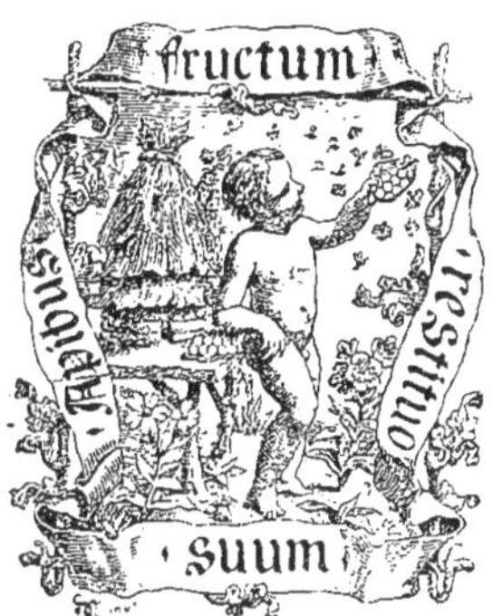

PARIS

SOCIÉTÉ D'ÉDITIONS SCIENTIFIQUES

PLACE DE L'ÉCOLE DE MÉDECINE

**4, Rue Antoine-Dubois, 4**

1897

# DES
# SYPHILIDES ULCÉREUSES

SIMULANT

## L'ULCÈRE VARIQUEUX

*(Syphilides ulcéreuses — Syphilides gommeuses ulcératives
Ulcères Syphilo-variqueux et Rôle modificateur des Varices —
Ulcères Phlébitiques — Ulcères variqueux)*

PAR

## Le Docteur M. CORMIER

*de la Faculté de Paris*

ANCIEN EXTERNE DES HÔPITAUX
MÉDAILLE DE BRONZE DE L'ASSISTANCE PUBLIQUE

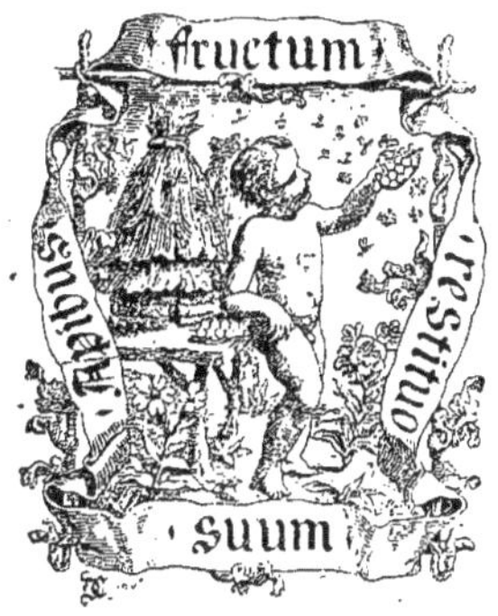


PARIS

### SOCIÉTÉ D'ÉDITIONS SCIENTIFIQUES

PLACE DE L'ÉCOLE DE MÉDECINE

**4, Rue Antoine-Dubois, 4**

1897

A LA MÉMOIRE DE MES GRANDS-PARENTS

———

A MON CHER PÈRE, A MA CHÈRE MÈRE

Dont la bonté sera toujours
au-dessus de mon affectueuse reconnaissance.

———

A MES PARENTS

———

A MES AMIS

# AVANT-PROPOS

Le sujet que nous avons entrepris est beaucoup trop vaste pour que nous ayions un seul instant l'illusion de l'avoir traité complètement.

Par les maladies générales qui provoquent les ulcères, il tient à la médecine ; par les traumatismes qui prédisposent à leur apparition, il dérive de la chirurgie ; par la grossesse qui est une cause d'appel puissante des varices, il ressort de l'obstétrique.

Nous n'avons pas eu la fortune de rencontrer dans nos malades une femme enceinte ayant des syphilides ulcéreuses simulant un ulcère variqueux, ou mieux encore des varices ulcérées donnant l'impression de la syphilis chez un sujet qui l'a eue ou qui l'ignore.

Notre attention s'est surtout concentrée sur le côté pratique de la question, sur le diagnostic. Disons qu'il est souvent bien délicat, impossible parfois.

A côté des cas dans lesquels une seule affection est à invoquer, — ulcère variqueux — ou — syphilide ulcéreuse — il en est d'autres où syphilis et varicose se confondent, où la syphilis donne son cachet spécial à l'ulcération variqueuse, rend cet ulcère « bâtard » en quelque sorte. C'est l'ulcère hybride du regretté professeur Verneuil, l'ulcère syphilo-variqueux de M. le professeur Fournier.

Souvent la syphilis est niée : la question se complique encore si les caractères objectifs sont peu nets ou s'ils font défaut : dans ces cas, on aura recours au traitement qui amènera la guérison « malgré le malade. »

Un interrogatoire consciencieux doit toujours noter les antécédents du malade et des siens ; aussi depuis quelques années l'étiologie des ulcères est-elle devenue plus précise et à côté des causes banales et de l'alcoolisme faut-il faire une place et une place importante aux maladies infectieuses. Les microbes ou les toxines qu'ils sécrètent se portent en un point de l'organisme pour y déterminer des inflammations (des phlébites en ce qui nous concerne), des coagulations, des thromboses et à leur suite des ulcérations, que le sujet y soit ou non prédisposé par une varicose antérieure. C'est ce que M. le professeur Fournier a appelé l'ulcère phlébitique qui, beaucoup plus que l'ulcère variqueux, surtout l'ulcère des vieux variqueux, se rappproche de la syphilide ulcéreuse ou de la gomme ulcérée.

Ceci nous amènera à parler des ulcérations non syphilitiques. Nous parlerons aussi d'autres états morbides associés à la spécificité. Nous les passerons rapidement en revue, mais nous nous rappelons des leçons de nos maîtres qu'il faut procéder à un diagnostic dans un travail, si modeste qu'il soit, comme ils nous le montrent eux-mêmes dans leurs services d'hôpital, au lit du malade.

En terminant nos études médicales, nous tenons à adresser un témoignage de profonde reconnaissance à ceux qui furent nos maîtres tant à la Faculté que dans les hôpitaux de Paris.

Tout d'abord, nous avons été initiés aux principes de l'antisepsie et aux premiers éléments du diagnostic chirurgical dans le beau service de M. le professeur Berger, à Lariboisière. Nous lui en sommes très sincèrement reconnaissant.

Nous avons essayé de tirer tout le profit possible de l'enseignement magistral de Monsieur le docteur et agrégé Rendu. Nous le remercions très vivement de la bienveillance qu'il nous a toujours montrée. Nous garderons aussi le meilleur souvenir du service de M. le docteur Béclère dont nous avons été trop peu de temps l'élève ; qu'il reçoive l'hommage de notre respectueuse gratitude. Nous avons également suivi les leçons de notre regretté maître, M. le docteur Juhel-Rénoy, qu'il nous soit permis d'adresser un souvenir ému à sa mémoire. Nous avons eu la bonne fortune d'être l'externe de M. le docteur

Variot et de M. le docteur Félizet. Nous sommes heureux de leur témoigner ici toute notre reconnaissance.

M. le professeur Fournier nous a fait le double honneur de nous accepter dans son service pour nos derniers mois d'externat et de nous désigner lui-même le sujet de notre thèse dont il a bien voulu prendre la présidence. Qu'il reçoive l'hommage de nos remerciements très sincères. Nous ne croyons pas pouvoir mieux lui montrer notre respectueuse gratitude qu'en nous rappelant dans notre carrière médicale ses leçons cliniques qu'il fait avec tant de soin pour l'instruction de tous et ses conseils si pratiques qu'il ne se lasse pas de donner.

Nous adresserons toute notre reconnaissance à M. le docteur Louis Guinon, médecin des hôpitaux ; nous ne voulons jamais oublier ni les conseils qu'il nous a donnés dans nos études, ni les soins dévoués dont il nous a toujours entouré depuis de longues années.

Nos remerciements bien sincères à M. le docteur Poirier, professeur agrégé, chef des travaux anatomiques, chirurgien des hôpitaux, et à M. le docteur Arrou, chirurgien des hôpitaux, pour toutes les facilités qu'ils nous ont données de poursuivre nos études anatomiques.

Que nos autres maîtres dans les hôpitaux, M. le docteur Gaucher, professeur agrégé, médecin des hôpitaux et M. le docteur Babinski, médecin des hôpitaux, nous fassent l'honneur d'accepter le témoignage de toute notre reconnaissance.

Nous ne saurions trop remercier M. le docteur Broca, professeur agrégé, chirurgien des hôpitaux, et M. le docteur Jeanselme, médecin des hôpitaux, des conseils qu'ils ont bien voulu nous donner pour notre thèse.

MM. les docteurs Paul Delbet et Isch-Wall, assistants de consultation, MM. les docteurs Gastou et Emery, chefs de clinique, nous ont été des guides aussi sûrs que précieux dans le diagnostic des affections chirurgicales et dans celui des maladies cutanées. Nous garderons d'eux le meilleur souvenir.

# DÉFINITIONS

Nous définirons, avec Gilson, l'ulcère « une perte de substance des téguments, qui montre peu ou point de tendance à la cicatrisation. »

En ce qui concerne les manifestations ulcéreuses de la syphilis, il est logique de penser qu'il y a des ulcérations primitives allant de la superficie, à la profondeur et des ulcérations qu'on peut appeler secondaires, allant, pour ainsi dire, de la profondeur à la superficie,

Les premières sont « le résultat d'un processus destructif d'emblée, qui n'a pas besoin, pour se produire, d'une période formatrice. » (Christiansen. Thèse 1885.) Ce sont les syphilides ulcéreuses.

Les autres dérivent, au contraire, d'un néoplasme qui se dépose dans les tissus sous-dermiques, qui mine la peau, couche par couche, pour s'ouvrir à la surface. Ce sont les ulcères gommeux.

Il y a donc un moment où il est impossible de savoir si c'est à l'une ou à l'autre qu'on a affaire.

Voyons maintenant les définitions qui ont été données de l'ulcère variqueux.

Pour Follin, « c'est l'ulcère qui s'accompagne de varices ». L'auteur ajoute que les varices sont tantôt primitives, tantôt consécutives à l'ulcération.

Boyer et Nélaton disent que « les ulcères variqueux sont ceux qui sont entretenus par les varices ».

Pour M. le professeur Terrier, ce sont « des ulcères qui résultent de la présence des varices ».

M. Quénu a soin de faire remarquer que le rapport entre l'ulcère et la varice n'est pas nettement défini.

Quoi qu'il en soit, nous aurons affaire dans la majorité des cas à des malades, d'abord variqueux, atteints ou non de syphilis après leur varicose.

L'ulcère syphilitique chez un variqueux pourra revêtir des caractères différents, suivant qu'il aura été influencé ou non dans ses symptômes et dans son évolution.

Si ces deux manifestations morbides sont indépendantes l'une de l'autre, une des définitions précédentes peut s'appliquer.

Si l'ulcère est syphilo-variqueux, bâtard, suivant l'expression de M. le professeur Fournier, on doit rechercher ses caractères et on peut le définir d'après les conclusions de la thèse de M. Broca « un ulcère qui a les caractères des ulcères syphilitiques de jambes, mais des caractères qui ne sont pas exclusivement réservés à ces derniers. Les symptômes les plus vulgaires des ulcérations tertiaires peuvent, en effet, exister aussi dans d'autres ulcères, non seulement d'origine éruptive, mais encore d'origine traumatique ou phlébitique. »

Nous dirons que l'ulcère phlébitique est celui qui se produit sous l'influence d'une phlébite aiguë chez un malade présentant ou non des varices. A la suite d'une phlébite chronique par dilatation progressive des varices, il survient des ulcérations variqueuses qui ne reconnaissent pas la même cause.

# DIVISION DU SUJET

Tout d'abord, nous ferons rapidement l'historique de l'ulcère syphilitique et de l'ulcère variqueux pour montrer comment ils ont pu se faire une place indépendante l'un de l'autre.

Dans l'étiologie, nous verrons surtout le rôle de l'idiosyncrasie, des maladies infectieuses antérieures, de la syphilis maligne et précoce et dans certains cas de l'hérédité.

Nous passerons ensuite en revue les différentes théories pathogéniques exposées par nos maîtres.

L'anatomie pathologique ne nous arrêtera qu'un instant, n'ayant pas eu d'autopsie parmi nos malades ulcéreux et n'ayant pas pratiqué de biopsie des lésions qu'ils présentaient.

Nous donnerons ensuite les caractères et les symptômes de chacun d'eux d'après les classiques dans une description et dans une ou deux observations.

Ce sont les ulcères syphilitiques typiques et les ulcères variqueux typiques.

Tout ce qui s'en éloigne doit être considéré comme ulcère atypique et faire partie de notre sujet.

Nous essaierons de montrer ce qu'est un ulcère syphilo-variqueux et un ulcère phlébitique.

Nous verrons leur marche, leur durée, leurs complications, leurs terminaisons, leurs formes cliniques. Nous dirons ensuite un mot du pronostic.

Mais, comme dans la pratique (nous l'avons déjà dit) c'est le diagnostic que nous devons avoir en vue — diagnostic positif — diagnostic étiologique — diagnostic différentiel — diagnostic de la variété — diagnostic de l'âge de la lésion — diagnostic par l'évolution — diagnostic rétrospectif par les cicatrices.

Enfin nous terminerons cet exposé par le traitement qui, lui aussi, sera souvent un moyen de diagnostic.

# HISTORIQUE

La lèpre comprenait toutes les affections cutanées pendant le moyen-âge. Alibert cite des cas qui sont rattachés aujourd'hui à cette maladie et qu'il range parmi les manifestations syphilitiques (frambœsia).

La syphilis a-t-elle existé dès la plus haute antiquité ou date-t-elle seulement de la découverte du Nouveau-Monde, c'est une question que nous ne discuterons pas.

Toujours est-il que la syphilis sévit en Europe avec une redoutable intensité dans les dernières années du quinzième siècle. Elle débuta en Italie à l'époque de l'invasion de Charles VII et de là se répandit très rapidement sur le reste de l'Europe (1494).

Au même moment, en 1498, la syphilis fut terrible en Amérique. Elle trouva en Torella un monographe qui classa à part les manifestations cutanées en sèches et en humides.

Gibert a traduit les œuvres de Jacques de Catanée qui en 1505 faisait l'histoire de la syphilis en 1494.

Il parle déjà d'ulcère de tout le corps ; mais comme dit Cazenave, le mal français comprenait peut-être, outre la syphilis, la morve, la lèpre, le typhus.

Fracastor, d'après la traduction de Melchior Robert, note des ulcères rongeurs qui en peu de temps détruisaient les mains, les pieds.

Le mal ne conserva pas longtemps cette violence excessive. Selon Ulrich de Hutten, il diminua d'intensité dès la septième année de son apparition en Europe. Les éruptions devinrent plus rares et plus sèches.

Puis, c'est la classification des pustules qui occupe le plus les auteurs. — Antoine Beneveni, en 1502, admet cinq espèces de pustules syphilitiques d'après leur largeur et leur degré d'ulcération. Jean de Vigo et Paracelse ont les mêmes idées.

Avec Massa apparaît la tendance à distinguer la syphilis d'après sa couleur (malo colore) et de même avec Fracastor et Grumbeck.

Fallope, en 1601, dit que les manifestations cutanées syphilitiques sont couleur jambon et distingue des pustules sèches et des pustules croûteuses.

Nisbett, en 1787, parle de leur rougeur cuivrée. Mais la pustule comprend : la papule, la vésicule, la pustule, le tubercule.

B. Bell (1749-1806), divisa les ulcères en ulcères de cause locale (ulcère purulent simple — vicié simple — fongueux — sinueux — calleux — carieux — cancéreux — cutané ou dartreux) et en ulcères de cause genérale — ulcère vénérien — ulcère scorbutique — ulcère scrofuleux.

Au commencement du siècle, Cullerier l'Oncle appela pustules les manifestations cutanées de la syphilis et les divisa en cinq classes.

Alibert réunit sous le nom de syphilides toutes les dénominations cutanées syphilitiques. Il les divise en pustulantes, végétantes, ulcérantes ; ces dernières qui seules nous regardent sont subdivisées en syphilides serpigineuses, syphilides en profondeur, syphilides ulcérées en rhagade (pourtour de l'anus).

En parcourant son « Précis théorique et pratique sur les maladies de la peau» on trouve cette phrase : « D'après l'observation des pathologistes la syphilide ulcérée se manifeste trois ou quatre jours après le coït impur» et plus loin, il parle dans ses observations d'un homme « ayant contracté une blennorrhagie et qui deux mois après eut des ulcérations des jambes. » Dans un autre cas, deux ou trois jours après un coït, la muqueuse de la voûte palatine s'enflamme et le médecin fait disparaître les chancres par un gargarisme. Biett adopta le terme de syphilide et en décrivit les différentes variétés. Il se base sur la lésion élémentaire quand il parle de syphilide tuberculeuse, qu'elle soit disséminée ou en groupe, qu'elle soit perforante, tuberculo-crustacée, tuberculo-crustacée et ulcéreuse, serpigineuse.

Les classifications de Boyer, de Blandin, de Richerand étaient faites sur le plan de celle de Bell.

Delpech admettait que tout ulcère relevait d'une diathèse.

Il supprimait par conséquent les ulcères locaux de Bell et ajoutait une quatrième variété des ulcères de cause générale, les ulcères dartreux.

Les auteurs du Compendium de chirurgie distinguaient :

I. — Les ulcères sympathiques coexistant avec une autre altération plus grave qu'eux-mêmes, dont ils dépendent et dont ils sont souvent un accident, un symptôme (rupture d'une veine variqueuse).

II. — Les ulcères généraux de Bell et de Boyer (diathésiques), ulcères vénériens, scrofuleux, scorbutiques, dartreux, teigneux, psoriques, morveux.

III. — Les ulcères simples sans relation avec une diathèse ou une affection locale coexistante.

Hardy avec Cazenave distinguait plusieurs variétés d'après l'aspect des pustules (acnéïforme, ecthyma syphilitique, syphilide pustulo-crustacée). Dans cette dernière forme, les ulcérations sont manifestement syphilitiques, c'est-à-dire avec des bords taillés à pic et un fond grisâtre.

Il parle du rupia syphilitique qu'il considère comme très fréquent et comme n'étant « autre chose que la syphilide pustulo-crustacée chez des individus présentant la cachexie syphilitique » (*Gazette des Hôpitaux*, 1854. N° 134).

Après la chute des croûtes, les syphilides tuberculeuses perforantes de Hardy laissent à découvert des « ulcérations sur la nature desquelles il est impossible de se méprendre, qui tendent incessamment à s'accroître en profondeur, à perforer les tissus sous-jacents, mais qui atteint moins souvent les membres que le visage » (*Id.* N° 140).

Boyer classe les syphilides d'après leurs caractères objectifs distinguant le tubercule et les ulcères cutanés consécutifs. — On se demande maintenant l'ordre dans lequel se présentent le différentes syphilides. — Legendre et Cazenave font des classifications dérivées de cette idée.

Ricord a divisé les syphilides en exanthématiques, circonscrites, ulcéreuses, exanthématiques signifiant pour lui comme pour Alibert une éruption précédée de phénomènes généraux, étendue à toute la surface du corps et se terminant par résolution. Pour Devergie, la lésion élémentaire est la raison d'être de ses classifications. Bazin la fait entrer en ligne de compte mais remarque avant tout l'ordre chronologique des manifestations cutanées syphilitiques.

Les malades atteints de syphilis commune ou régulière n'ont de syphilide circonscrite ulcéreuse qu'après avoir eu des syphilides exanthématiques à une première période et des ulcérations résolutives ou non ulcéreuses à une seconde.

Il classe ainsi les syphilides circonscrites ulcéreuses :

*a* — syphilide pustulo-ulcéreuse.

*b* — syphilide tuberculo-ulcéreuse.

*c* — syphilide gommeuse (hydrosadénite syphilitique).

Dans la forme maligne de la syphilis, il note :

*a* — syphilide puro-vésiculeuse.

*b* — syphilide tuberculo-ulcéreuse.

*c* — syphilide tuberculo-ulcérante gangréneuse.

En résumé, trois grandes périodes :

I. Période des signes extérieurs, pas de vraie classification.

II. Avec Biett, période de l'élément éruptif.

III. Période fondée sur l'ensemble des caractères généraux des syphilides. Pressentie par Cazenave et Ricord, elle se complète avec Bazin et Hardy.

Après ces auteurs, M. le professeur Fournier a établi une classification des syphilides.

Les quatre premiers groupes (syphilides érythémateuse, papuleuse, squameuse, vésiculeuse) comprennent les accidents dits secondaires ; le cinquième groupe, celui des syphilides pustulo-crustacées, est subdivisé en syphilides acnéiforme, impétigineuse, ecthymateuse.

La première espèce est en dehors de notre sujet ; la seconde produit bien des ulcérations, mais son siège le plus habituel est à la face.

La syphilis ecthymateuse peut être superficielle et bénigne ou affecter une forme plus accentuée et dégénérer en un ulcère nettement creusé. Son siège de prédilection est la face antérieure du tibia.

Les syphilides bulleuses (pemphigus, rupia) sont rangées dans le sixième groupe ; les syphilides maculeuses dans le septième, les syphilides gommeuses dans le huitième.

Ce dernier groupe seul appartient aux syphilides profondes et franchement tertiaires. Les syphilides tuberculeuses phlycténoïdes et pustulo crustacées peuvent être considérées comme des syphilides intermédiaires.

Nous avons emprunté tous les détails précédents au Traité d'Alibert (1827), aux leçons de Hardy (1854), aux thèses de MM. Dubuc (1864), Schweich (1869), Christiansen (1884).

Nous continuerons notre historique d'après les travaux de M. le professeur Verneuil (Gaz. des Hôp., 1867. Gaz. hebd., 1882) sur l'ulcus elevatum tertiaire, d'après les thèses de MM. Lorimy (1876), Mirpied (1882), de MM. Broca (1882) et Jeanselme (1838) et le travail de Nepveu (Revue de chirurgie 1884).

Il y a longtemps que Vidal de Cassis avait écrit qu'outre les ulcères variqueux « on avait aussi d'autres ulcérations ou d'autres solutions de continuité compliquées de l'état variqueux ».

Dès 1835, Spencer disait que « les jambes sont, comme le reste du corps, le siège d'ulcères spécifiques, résultant d'une infection de l'organisme ».

M. le professeur Verneuil, par son Mémoire du 14 août

1855, adressé à l'Académie de médecine, par ses études en 1861 sur les signes cliniques des varices profondes, avait l'attention tournée vers les maladies ulcéreuses des jambes; aussi, en 1877 et en 1882, publie-t-il des observations d'ulcère d'aspect variqueux sur des jambes non atteintes de phlébectasie. L'évolution n'était pas normale; le fond de la plaie se relevait progressivement pour dépasser le plan des parties saines, d'où le nom d'ulcus elevatum.

Il ajoute « tertiaire », car il avait songé à instituer le traitement ioduré qui guérit cette manifestation cutanée, qu'il put dès lors regarder comme spécifique et tertiaire.

Son élève Mirpied reprend les observations qu'il avait publiées et ajoute deux autres cas. Comme Lorimy, il insiste sur la difficulté du diagnostic entre les ulcères.

Nepveu établit une classification de ces ulcères et parle des travaux étrangers (Israel, Arch. de Langenbeck), sur lesquels nous reviendrons à propos de l'ulcère syphilitique,

John Gay écrivait en 1878 : « Je ne pense pas qu'il existe une notion claire sur la distinction spécifique entre les ulcères variqueux et les autres ulcères de jambe, siège favori de diverses variétés et sur les moyens de la diagnostiquer ».

— On recherche les raisons de l'ulcération.

La stase veineuse explique pour les auteurs anciens la vulnérabilité du membre variqueux. J.-L. Petit invoque la gêne du cours du sang et de la lymphe.

Boyer l'explique par la compression qu'exercent les veines dilatées sur les lymphatiques voisins.

Puis c'est l'œdème qui prend de l'importance avec Cruveilhier, Vidal de Cassis, Nélaton. MM. Le Fort et Schwartz disent que les grosses varices sont plus innocentes que les petites qui mènent à l'ulcère.

Peu à peu on a reconnu que l'œdème n'est pas l'intermédiaire obligé entre les veines et l'ulcère.

Les travaux de MM. Terrier et Séjournet, les recherches de

MM. Gombault et Reclus et le mémoire de M. Quénu ont établi la part prépondérante qui revient au système nerveux.

Schreider et Gilson ont parlé de l'athérome artériel, Marcano a décrit les ulcères de jambe chez les cardiaques (1875).

Tout près de nous, et depuis les travaux de M. Quénu (Revue de chirurgie, 1882), on a cru voir dans les ulcérations variqueuses une localisation à la peau et aux tissus sous-jacents des membres inférieurs d'une maladie générale, la vasculosclérose (Beurnier). M. Quénu trouve quatre fois l'endartérite sur cinq autopsies où il l'a recherchée. M. Jeanselme constate sur le vivant neuf fois l'athérome sur trente-deux observations. Pallenc, Picard, Audie notent la coïncidence des ulcères variqueux et de l'hémorrhagie cérébrale.

Ainsi la question semble s'être précisée, et à l'heure actuelle l'influence du système nerveux, l'état des vaisseaux sont invoqués par tous les pathologistes.

En terminant, nous disons avec M. Schwartz, qu'il faut distinguer aujourd'hui la dilatation des veines et l'état variqueux et avec M. le professeur Fournier que sous l'influence d'une phlébite aiguë, il se peut faire des ulcérations sans varices. Il appartenait en effet aux doctrines microbiennes d'apporter des éclaircissements sur ce dernier point.

# ÉTIOLOGIE

## Conditions relatives au sujet.

I° *Influence de l'âge.* — Si nous notons l'âge des variqueux non syphilitiques dont nous donnons les observations, nous voyons qu'il atteint de 40 ans, à 53, 56 ans.

En cela nos malades suivent la règle commune.

Ceux atteints d'ulcères phlébitiques sans varices concomitantes ont 26 et 37 ans (hommes) — 4 femmes ont : deux, 22 ans, les deux autres 24 et 40 ans.

Deux femmes ayant une phlébite variqueuse ont : l'une 23, l'autre 28 ans.

La syphilis acquise dans un âge avancé est plus lente, moins sujette aux lésions tertiaires, d'après Sigmund, mais aussi plus rebelle au traitement parce qu'alors « la rénovation des tissus s'opère avec lenteur » (MM. Terrier et Luc, Revue mensuelle de chirurgie, 1881).

Quinquaud et Ullmann ont la même opinion (Ann. de dermatologie. 1881).

En effet, nous avons remarqué que nos malades hospitalisés pour des ulcères syphilo-variqueux étaient un peu moins âgés que les variqueux non syphilitiques.

Nous trouvons un de 29 ans, un second de 37 ; 5 ont entre 40 et 50, un plus grand nombre sont plus âgés.

II° *Influence du sexe.* — M. Georgevitch, dans sa Thèse de 1895, dit que les varices seraient plus fréquentes chez la femme à cause de la grossesse. Sur 300 femmes examinées par M. Budin, 89 avaient de la phlébectasie des membres inférieurs et parmi celles-ci 22 multipares seulement.

Nous ferons remarquer que, par un effet du hasard, nos

observations sont à peu près également réparties entre les deux sexes.

III° *Influence de la vie génitale*. — La puberté et la ménopause favorisent le retour des accidents spécifiques, mais n'en modifient pas l'évolution. On connaît le caractère végétant et hypertrophique des syphilides pendant la grossesse. Celle-ci, dit M. Fournier, « complique la vérole en lui ajoutant son anémie propre, son influence débilitante et sa disposition aux troubles de nutrition. »

Les syphilides ulcéreuses sont livides et creuses, et alors le phagédénisme n'est pas très-rare.

Nous avons voulu nous rendre compte du nombre d'enfants de chacune de nos malades spécifiques ou non.

Notons que parmi celles qui n'ont eu ni grossesse ni fausse couche il y a deux syphilitiques avérées, deux atteintes d'ulcère phlébitique et non variqueuses.

Trois n'ont eu qu'un enfant, 4 ont eu de 3 à 9 enfants et de 1 à 5 fausses couches. D'autres enfin non spécifiques ont eu plusieurs enfants et l'une de ces dernières a eu huit grossesses.

IV° *Influence de la profession*. — Ici nous sommes encore dans la règle. Les individus qui restent debout ou ceux qui travaillent dans les endroits humides sont les plus frappés. Ainsi sur 18 malades femmes, sept sont blanchisseuses, 4 domestiques, les autres journalières. La moitié de nos malades hommes restent debout pour leurs travaux.

V° *Influence des tempéraments et des états pathologiques*. — Rappelons que Bazin admettait que tel ou tel tempérament donnait une forme spéciale aux manifestations syphilitiques, que par exemple le tempérament sanguin prédisposait aux formes ecthymatiques des syphilides.

MM. Rollet et Chambard, dans leur article sur les syphilides ulcéreuses, disent que l'arthritis modifierait les éruptions syphilitiques. Desprès pense de même, et on a remarqué que les gommes du tissu cellulaire sous-cutané cédaient la place chez les vieux rhumatisants à celles des tendons ou du tissu conjonctif des muscles.

« Les états pathologiques, ajoute le même article, influent sur la syphilis et sont influencés par elle.

» Les maladies générales infectieuses ou les inflammations locales exercent sur les manifestations cutanées de la syphilis une action révulsive.

Sous l'influence d'une pneumonie, d'une fièvre typhoïde, d'une fièvre éruptive, d'une suppuration, les syphilides ulcéreuses se cicatrisent et n'apparaissent pas dans le cours des maladies précitées pour ne se montrer qu'après, l'organisme étant dans un état d'infériorité encore plus grand qu'au début de l'affection intercurrente ».

» Chez les scrofuleux les syphilides présenteraient une tendance à la suppuration et à l'ulcération, les tubercules formeraient des placards circonscrits à la manière de ceux du lupus, s'ulcèreraient et deviendraient, sous l'influence d'une disposition scorbutique, le siège d'un processus gangréneux (syphilides tuberculo-ulcéreuses gangréneuses de Bazin).

» Desprès a signalé l'hybridité syphilo-scorbutique, le professeur Verneuil l'hybridité syphilo-cancéreuse ».

Parmi les ulcères de jambes, bon nombre relèvent de la vérole et il se produit là des phénomènes d'hybridité syphilovariqueuse. Israël, dans les Archives de Langenbeck, tome XX, p. 283, dit seulement en parlant des ulcères syphilitiques « que les ulcérations de cette catégorie guérissent, en thèse générale, plus vite que ceux qui ne sont pas syphilitiques. »

Ayant consulté les statistiques de cet auteur dans le texte même, nous en reparlerons à propos des symptômes ou du diagnostic.

Un autre auteur étranger, Lesser, dans sa communication à la Société chirurgicale du canton de Berne (Die Aetiologie der tertiären Syphilis in Correspondenz Blatt für Schweizer

Aerzte 1893) dit qu'il n'y a aucun rapport entre la gravité et la fréquence des accidents secondaires et les accidents tertiaires. Souvent des syphilis bénignes ou même ignorées présentent des accidents tertiaires sérieux.

De même parle M. le professeur Fournier dans ses « Considérations générales sur la Syphilis tertiaire (Leçons à l'hôpital de Lourcine, 1874, in Gaz. hebd. de médecine et de chirurgie, N° 21). Une syphilide maligne n'est pas toujours nécessaire et en pratique, le cas le plus commun est une syphilis originairement bénigne aboutissant à une ulcération grave ou fatale. » S'il est cause qui dépend du sujet, c'est bien la façon dont il s'est traité.

VI° *Influence du traitement.* — « La véritable, la grande cause de la vérole tertiaire, celle qu'on ne doit jamais perdre de vue, dit M. Fournier, c'est l'absence ou l'insuffisance du traitement dans la première période de la diathèse. Une vérole négligée, abandonnée à elle-même, a toute chance d'aboutir à la période tertiaire. L'expectation appliquée à la vérole est véritablement désastreuse en laissant la porte ouverte à la syphilis tertiaire. »

VII° *Influence de la syphilis.* — Nous sommes amenés à en parler par ce qui précède et nous ne saurions trop emprunter à notre maître éminent.

Nous dirons avec M. le professeur Fournier (Echéance du tertiairisme. — Archives générales de médecine 1889, pages 290-301) :

« 1° Que la fréquence relative des manifestations du tertiairisme subit une ascension considérable de la première à la troisième année.

2° Qu'elle atteint son apogée à la troisième année.

3° Que de la quatrième à la onzième année, elle décroît d'une façon continue, assez rapide et presque régulière, tout en se tenant encore dans une moyenne assez élevée.

4° Que dans les dix années suivantes, elle continue encore à décroître mais d'une façon bien plus lente.

5° Qu'au-delà, c'est-à-dire que de la 21ᵉ à la 30ᵉ année, elle conserve un niveau à peu près uniforme, mais très abaissé. C'est l'étape où la syphilis tertiaire peut déjà être tenue pour rare.

6° Qu'enfin au-delà de ce terme la syphilis tertiaire devient véritablement exceptionnelle. »

Sur 3429 cas de syphilis de la statistique de notre maître il y a 787 cas de tertiairisme sur lesquels 128 de gommes sous-cutanées.

VIII° *Influence des varices sur la syphilis.* — Les varices sont restées plus ou moins longtemps sous forme de cordons mous ou légèrement durs, à peu près rectilignes ou tout à fait sinueux. De l'œdème se montre le soir après une suractivité fonctionnelle, une longue marche, une station debout prolongée.

Le membre devient alors vulnérable et une cause banale amène l'ulcération.

Tel est ce qui arrive le plus souvent.

Survienne un peu plus tard une syphilis, il est à présumer que la plaie ne se modifiera pas tant que le malade ne présentera que des accidents primitifs ou secondaires. Cette plaie changera probablement peu d'aspect si, primitive ou récidivante, et survenue avant le début de l'infection syphilitique, elle ne s'est pas fermée lors de l'apparition du tertiairisme. Enfin chez un syphilo-variqueux, une récidive au moment du tertiairisme, ou un ulcère primitif « se conduira à la façon des maladies communes, dit M. Fournier, des maladies honnêtes et qui n'ont d'autres symptômes que ceux d'affections de même siège, mais d'origine différente ».

Dans les ulcères syphilo-variqueux, on constate les caractères des ulcérations tertiaires dans toute leur pureté quand elles atteignent une jambe où les varices s'en tiennent à leur rôle localisateur (M. Broca).

On sait que ces caractères n'appartiennent pas en propre aux ulcérations syphilitiques et que par exemple l'ecthyma gangréneux ressemble à l'ecthyma syphilitique qui est si souvent le début des syphilides ulcéreuses.

IX° *Influence d'une syphilide maligne précoce.* — M. le professeur Fournier, dans son Traité de la Syphilis, p. 1003, écrit ceci :

« La cause contaminante exerce-t-elle une influence sur les symptômes et sur l'intensité de la syphilis? Cela, rigoureusement, serait possible ; mais cela, dans l'état actuel de la science, n'est rien moins que prouvé.

» Je n'ai pas vu, ajoute-t-il plus loin, une grande différence jusqu'ici entre la vérole née du chancre et la vérole née d'un accident secondaire. Je puis même affirmer que cette dernière, en maintes et maintes occasions, s'est présentée à moi, sous une allure grave, avec les manifestations les plus alarmantes. »

X° *Influence des récidives.* — Une atteinte antérieure de syphilide ulcéreuse chez un syphilitique est-elle une prédisposition à des ulcères plus graves, et un ulcère variqueux chez un malade qui contracte dans la suite la syphilis est-il aussi une prédisposition aux syphilides ulcéreuses ou à l'ulcération des syphilides gommeuses?

M. Gilles de la Tourette rapporte dans la Revue de Chirurgie de 1886 (pages 574-584) l'histoire « d'un de ces ulcères hybrides qui commencent chez un syphilitique par des gommes et se terminent par un ulcère variqueux ».

Nous n'avons pu observer l'influence des récidives.

Nous dirons seulement qu'elles seront peut-être plus graves si le traitement a été négligé et qu'elles pourront, au contraire, donner lieu à des ulcères moins étendus et d'une durée moindre si la médication spécifique a été prudemment continuée.

### CONDITIONS RELATIVES AU MILIEU

I° *L'alcoolisme.* — Il nous semble devoir être mis en première ligne. Les lésions anatomiques qu'il détermine, soit l'hyperplasie conjonctive, soit la dégénérescence graisseuse des éléments actifs des principaux organes sont un facteur de gravité indiscutable.

M. Renault, dans sa Thèse, dit qu'il est « une des causes les plus puissantes des manifestations tertiaires de la peau et que les syphilides qui paraissent dans ces conditions revêtent principalement la forme ulcéreuse ». Sur nos vingt-sept observations personnelles, nous l'avons relevé quatre fois chez les hommes et seulement deux fois chez les femmes, qui constituent l'autre moitié. Nous sommes sûrs d'être au-dessous de la vérité.

II°. *Le traumatisme.* — Les malades l'invoquent souvent. C'est une cause de premier ordre s'il est seul et si les membres inférieurs du sujet sont normaux. Chez les syphilitiques comme chez les variqueux, il est très fréquent de le rencontrer comme cause immédiate des ulcères, surtout si varicose, syphilis et alcoolisme se trouvent réunis chez un même individu.

Nous avons noté qu'un traumatisme de moyenne intensité semblait avoir été le point de départ des lésions primitives ou des récidives chez deux malades syphilitiques, chez un non-syphilitique, qu'une fracture ou une entorse avait déterminé des ulcérations chez un syphilitique, chez deux syphilo-variqueux et dans un cas d'ulcère phlébitique. Une blessure de guerre a eu la même conséquence dans un cas.

III° *Causes irritantes.* — Les aliments excitants de la peau peuvent favoriser l'éclosion des syphilides. Les bains médicamenteux excitants, le massage, les douches de vapeur, l'électricité sont parfois la cause occasionnelle de syphilides.

La malpropreté, les irritations chroniques appellent et prolongent les syphilides des membres inférieurs.

IV° *Climat.* — Un climat très chaud ou très froid favorise l'ulcération et même le phagédénisme. Un de nos malades atteint d'ulcère phlébitique l'a vu récidiver dans l'Amérique du

Sud à la suite de traumatismes graves. Le climat n'a pas influencé son évolution, nous nous en sommes assurés par un interrogatoire sérieux. Il n'était ni syphilitique ni variqueux. Un autre malade syphilitique celui-là, mais non variqueux et porteur d'une lésion caractéristique qui ne trouvait donc pas sa place dans nos observations, est allé en Egypte et en Espagne. Soigné à l'hôpital de Séville, sa plaie a évolué d'une façon normale.

Il est resté longtemps dans nos lits, au n° 16 de la salle Saint-Louis.

Jusqu'ici nous avons vu dans les conditions relatives au sujet ou au milieu, les causes prédisposantes et les causes occasionnelles. Nous devons parler de ce qui a été dit sur les causes déterminantes.

*Causes déterminantes.* — Dans l'hypothèse de Lang, les éruptions tertiaires seraient dues au développement des germes morbides laissés çà et là pendant la période secondaire et qui seraient éventuellement amenés à proliférer sous l'influence d'une cause occasionnelle quelconque.

Elle essaie d'expliquer ainsi pourquoi les ulcérations tertiaires récidivent habituellement in loco.

Lesser conclut dans l'article précédemment cité que la cause de ces lésions doit être d'origine microbienne.

« Les accidents tertiaires ne sont pas transmissibles et ils n'occupent qu'une partie déterminée de l'organisme. »

Nous laisserons de côté la théorie de Finger qui voudrait distinguer les effets des bactéries elles-mêmes et ceux des produits de mutations organiques de ces bactéries.

Tant que le germe pathogène de la syphilis ne sera pas connu, toute théorie trop précise comme la précédente ne peut rester qu'une simple hypothèse.

Chez l'homme, le pouvoir de transmission héréditaire de la syphilis et par suite la cause déterminante des manifestations ulcéreuses spécifiques correspond à peu près pour Lesser à la durée de la période secondaire ; chez la femme elle persiste bien au-delà sans qu'on puisse en fixer la limite précise. On sait que des femmes atteintes de syphilis tertiaire théoriquement non transmissible accouchent d'enfants infectés.

En ce qui concerne les ulcères phlébitiques, disons que la phlébite est la cause déterminante de l'ulcération chez un sujet qui offre peu de résistance à la fin d'une pyrexie dont le germe pathogène cause ou non l'inflammation veineuse et le caillot sanguin.

Sur huit observations d'ulcère phlébitique, cinq fois nous n'avons trouvé ni varices, ni syphilis. Deux fois les varices sont très probablement intervenues dans l'étiologie, une fois seulement nous avons rencontré la coexistence de varicose et de syphilis.

# PATHOGÉNIE

Nombreuses sont les théories qui ont essayé d'expliquer la raison pour laquelle une jambe s'ulcère, pourquoi la syphilis aura des manifestations ulcéreuses chez un sujet qui n'existeront pas chez un autre, pourquoi les varices s'ulcéreront à un moment donné, pourquoi enfin chez un malade qui n'a ni syphilis ni varices, mais qui fait à l'occasion d'une pyrexie une phlébite infectieuse, cette complication favorise le développement d'une ulcération chez ce dernier qui ne paraissait pas devoir y être prédisposé.

Une des théories qui ont été le plus longtemps en honneur est celle de Hunter, qui vivait au siècle dernier. D'après cet auteur les ulcères sont dus « à une inflammation dite ulcérative. » M. Gilson, dans le Dictionnaire Jaccoud, l'explique ainsi : « Le processus pathologique est analogue aux phénomènes d'absorption qui ont lieu dans l'économie. Si l'organisme perd plus qu'il ne reçoit, si les particules sont prises par l'organisme sans qu'il y ait solution de continuité, il y a absorption interstitielle (diminution de volume d'un organe sans altération de sa forme), mais s'il y a solution de continuité des téguments et suppuration il y a inflammation ulcérative. L'ulcère ne serait qu'une absorption progressive avec formation de pus.

Les ulcères absorbent en effet mais ils sécrètent. Si l'ulcération n'était qu'une absorption, on ne pourrait expliquer la production du pus qui le plus souvent se montre au niveau des ulcères ; mais du reste cette absorption est très incomplète. »

Boyer fait intervenir l'engorgement des lymphatiques amené par la dilatation des veines.

Pour les auteurs du Compendium, les varices ne sont pas la cause directe des ulcères, mais c'est l'œdème qu'elles produisent qui amène l'ulcération.

M. Quénu, dans son mémoire de la Revue de chir. de 1882, dit que le professeur Verneuil « a particulièrement insisté sur les démangeaisons qui précèdent l'ulcération et sur les éruptions diverses » et qu'il a noté « l'exagération de la sécrétion sudoripare ».

De même avec M. le professeur Terrier apparaît le besoin de demander à la clinique une explication plausible par l'étude approfondie des phénomènes que présentent les ulcéreux. Disons qu'il incrimine l'état du système nerveux central et périphérique. Nous y reviendrons.

Avec Follin, Cruveilhier, Jamain, MM. Cornil et Ranvier, il pense « qu'une ulcération lente et moléculaire, résultant le plus souvent de l'inflammation ou coexistant avec elle, amenait des ulcères. C'est une véritable nécrose des tissus qui se détachent petit à petit sous forme de débris moléculaires ou de détritus liquides » (Gilson).

Non seulement l'inflammation intervient en première ligne et dans toutes les phases de l'ulcération ; les tissus subissent au début « une véritable irritation » comme disait Claude Bernard, plus tard il se produit autour du tissu de nécrose à éliminer un sillon inflammatoire délimitant la partie que l'organisme rejette, mais encore l'obstruction vasculaire, les troubles nerveux et l'état constitutionnel ont le rôle dont nous devons nous occuper.

Ce sont ces trois derniers facteurs qui vont prédominer tour à tour suivant les théories, l'inflammation entrant toujours en ligne de compte.

1° La théorie circulatoire a trouvé un chaud partisan en Marcano. Pour lui ce sont les troubles du système vasculaire qui amènent l'ulcération et il en recherche l'origine au cœur même. Les ulcères de jambe seraient fréquents chez les cardiaques et cela à cause de l'œdème produit par les lésions des vaisseaux.

Les lésions artérielles coexistent très souvent avec les ulcères chez les variqueux syphilitiques ou non ; l'athérome est fréquent. Nous en citons plusieurs cas, mais ne perdons pas de vue que ces malades sont souvent alcooliques et que l'intoxication éty-lique a, elle aussi, un retentissement sur les parois vasculaires. Les lésions veineuses sont souvent produites par les varices. Celles-ci, d'après Schreider, peuvent se montrer dix ans au maximum avant l'apparition de l'œdème. Entre l'œdème et l'ulcère il s'écoule habituellement plusieurs années. Mais où la question se complique, c'est que les néphritiques qui ont de l'anasarque n'ont pas plus souvent d'ulcères, semble-t-il, que d'autres malades.

Nous avons vu nous-même dans le cours de nos études nombre de malades enfants et aussi adultes atteints de scarlatine. Nous avons suivi l'évolution de leur pyrexie, de leurs compli-cations : nous ne nous rappelons pas avoir vu d'ulcère.

Dans notre thèse, nous ne pouvons citer parmi les malades de M. le professeur Fournier, que le cas d'une femme de 24 ans, qui, aussitôt après sa scarlatine, survenue en 1889, a fait une phlébite. Puis après avoir présenté, pendant 5 ans, de l'œdème du membre précédemment atteint, elle eut un ulcère qui se guérit au début de 1895, étant enceinte et présentant des varices très prononcées. Elle est entrée dans le service de notre maître en novembre 1896 pour une récidive *in situ*. Cette malade est de plus variqueuse et a contracté une syphilis qu'elle paraissait ignorer jusqu'ici.

L'ulcère guérit par le traitement.

Quelle part faire à la scarlatine, à la phlébite, à la vari-cose et à la spécificité ?

Si l'œdème semble avoir joué ici un rôle important, il est loin d'en être toujours de même.

Mais ne pourrait-on pas tirer quelque enseignement en établis-sant un rapprochement entre la phlébite chronique variqueuse et l'endartérite, comme le veut M. le professeur Cornil. Ainsi que le dit M. Beurnier, la « tendance actuelle est de regarder ces deux ordres de lésions vasculaires comme parallèles et de les rapporter toutes deux à un vice constitutionnel » l'arthritisme ou l'herpétisme. De la sorte, un trouble général de la nutrition retentirait sur tout le système vasculaire sanguin et les varices ne seraient qu'une localisation d'une maladie plus générale qu'on pourrait appeler la « vasculo-sclérose » (Th. de M. Renaudin).

Cette théorie a l'avantage de montrer l'association de la sclérose veineuse à la sclérose artérielle et de ne pas négliger l'état constitutionnel.

M. Quénu a montré en 1882 que les veines des nerfs étaient variqueuses, qu'il y avait production de varices et de lacunes vasculaires dans l'épaisseur du nerf (Obs. III de son mémoire), qu'il se créait des adhérences entre la veine et le nerf saphène interne (Obs. IV, idem).

De là à avoir la preuve anatomo-pathologique de lésions nerveuses périphériques, il n'y avait qu'un pas.

II° La théorie nerveuse s'appuie à la fois sur l'anatomie pathologique et sur la clinique.

MM. Reclus et Gombault ont examiné des nerfs de malades morts avec des ulcères. Les fibres nerveuses sont plus rares, le tissu conjonctif est plus abondant, la gaine de Henlé plus apparente, les fibres détruites semblent avoir disparu par un mécanisme analogue à celui qui amène leur atrophie après la section du nerf (M. Gombault).

En lisant les six observations de M. Quénu, on note dans chacune d'elles, outre des altérations vasculaires, de la sclérose péri et intrafasciculaire, avec atrophie des tubes nerveux.

Il y a augmentation de volume des nerfs qui sont déformés comme les vaisseaux qui les nourrissent.

Si on examine les nerfs éloignés de l'ulcère, on les trouve normaux, ce n'est donc point les ulcérations qui sont la cause de la sclérose nerveuse.

Schreider place les lésions nerveuses sous la dépendance

dé troubles vasculaires préexistants (dégénérescence athéroma-
teuse des artères), (1883).

Schrœder van der Kolk, sectionnant le sciatique, obtint des
lésions du membre correspondant qu'il imputa à l'absence
d'action du système nerveux consécutive à la section du nerf.
Ces expériences portèrent sur des mammifères ainsi que celles
de Brown-Séquard (cochons d'Inde, lapins) qui déclara que
ces troubles ne se produisaient que par action traumatique
sur le membre opéré.

Les tissus irrités et enflammés dont les nerfs sont lésés se
comportent peut-être de même. Le traumatisme est nécessaire
d'après les expériences de M. Jacquet, auquel nous empruntons
les détails précédents. Charcot disait au contraire « que les
affections périphériques qui relèvent de l'irritation des nerfs,
surviennent le plus souvent spontanément, sans l'intervention
d'une cause extérieure quelconque, telle que la pression, par
exemple. »

« Dans un certain nombre de dermatoses, la lésion est,
je ne dis pas exagérée, entretenue, mais créée uniquement et
exclusivement par un traumatisme local portant sur des régions
de la peau dont l'innervation est modifiée. » (M. Jacquet).

La clinique montre les troubles de la sensibilité thermique découverts par M. le professeur Terrier et exposés par
MM. Séjournet et Schreider. Ce dernier note chez les ulcéreux
dés migraines, des déformations des petites articulations, des
altérations des ongles. MM. Auzilhon, Picard, Pallenc s'occupent de l'état général du sujet et notent l'athérome co-existant
assez fréquemment avec l'ulcère variqueux.

M. Jeanselme s'occupe dans sa thèse de la température des
membres ulcérés et atteints de dermite hypertrophique et
constate dans la plupart des cas une élévation thermique du
côté malade.

Le professeur Celso Pellizari, de Pise, reçoit un enfant de
17 mois pour un ulcère du mollet gauche. Il hésite entre un

ulcère syphilitique et un ulcère d'origine cachectique. Il trouve que c'est un vice trophique d'origine nerveuse que l'examen électrique négatif au point de vue de la contraction farado-musculaire démontra.

Dans son Traité de l'Herpétisme, page 197, M. Lancereaux dit que la coïncidence des varices avec un certain nombre d'affections résultant d'un désordre du système nerveux (migraine, névralgie, hypochondrie, asthme), porte à penser qu'elles sont subordonnées à l'action de ce système et dépendent d'un trouble de l'innervation trophique. »

« Nous savons aujourd'hui que le système nerveux joue un rôle double dans la nutrition des tissus : par l'intermédiaire des grands appareils (respiration, circulation) et par l'influence directe sur l'activité des échanges nutritifs.

C'est donc par ce rôle de régulateur de la nutrition qu'il amène la production de l'altération variqueuse. »

III° Les ulcères et les varices non causés l'un par l'autre sont dus tous les deux à un état constitutionnel (Gilson).

« Les malades atteints d'ulcère variqueux, dit le même auteur, ont presque tous les mêmes désordres de nutrition (lésions des poils et des ongles, éruptions cutanées, etc.) La fréquence de ces affections co-existant avec les varices et les ulcères est telle qu'il est difficile de voir là une simple coïncidence. Il faut qu'il y ait un lien unissant qui est l'état constitutionnel, arthritisme pour Bazin, herpétisme pour M. Lancereaux.

Les varices n'ont qu'un rôle secondaire, les ulcères sont idiopathiques, selon l'expression de M. Schreider.

M. Gilson termine ainsi « les ulcères dits simples, ulcères variqueux sont des troubles trophiques sous la dépendance de la circulation et de l'innervation et qu'ils sont en rapport avec un vice général de l'économie (arthritisme, herpétisme). »

M. Quénu conclut en disant que les altérations des nerfs sont indépendantes et qu'elles lui sont antérieures, que les lésions des ulcères variqueux ressemblent aux lésions trophiques d'origine nerveuse, que les causes adjuvantes (altérations artérielles, traumatisme) ne sont pas à négliger et que les lésions des nerfs sont « un facteur et un facteur important dans la pathogénie de ces ulcères, auxquels l'état de la circulation veineuse donne surtout leur aspect et si j'ose dire leur couleur locale ».

Notre pathogénie générale étant terminée, il nous reste à parler de celle des ulcères qui entrent plus spécialement dans notre sujet, sauf de l'ulcère variqueux longuement traité plus haut. A propos de la syphilide ulcéreuse d'emblée, on lit dans la leçon de M. Mauriac du 13 juillet 1882 ce qui suit :

« Par cette expression, je n'entends pas dire que l'ulcération va se produire tout à coup et sans aucun travail morbide préparatoire. Si rapide que soit sa formation, elle est toujours précédée d'une autre lésion, mais ici, ce n'est plus comme dans le tubercule et la papule une néoplasie concrète et figurée qu'on voit apparaître, c'est une simple congestion, une tache rouge de niveau avec les parties voisines ou à peine élevée au-dessus d'elles, d'autres fois une tuméfaction diffuse semblable à celle du furoncle. Toujours est-il que les éléments qui les constituent prolifèrent avec une rapidité excessive qui leur fait perdre en fort peu de temps cette cohérence, et les rend mobiles les uns sur les autres, de telle sorte qu'ils passent presque sans transition de la phase formative à la phase d'élimination par voie ulcéreuse.

Ce qui caractérise ce processus, c'est donc la courte durée de ses premières phases. »

« Si souvent, il y a d'abord exsudation embryonnaire intradermique avant l'apparition de la solution de continuité, on ne peut pas dire qu'il s'agisse là d'une tumeur qui s'ulcère » (Christiansen).

Comment expliquer, écrit le même auteur, pourquoi la syphilis, tantôt amène des néoformations (productions gommeuses), tantôt détermine des pertes de substance, des destructions des tissus (syphilides ulcéreuses). Ce sont deux tendances diamétralement opposées. Le caractère essentiel de la syphilis tertiaire est la tendances aux néoformations plastiques (gommes). La gomme pourra s'ulcérer comme s'ulcère le tubercule et à la condition d'avoir un certain volume, et ce processus est celui de la caséification.

Pourquoi donc, dans beaucoup de cas, la syphilis, dès le début, manifeste-t-elle des tendances ulcéreuses très marquées? C'est qu'elle est plus ou moins grave, que le sujet a ou non une tare, et qu'il a négligé son traitement ou qu'il ne l'a pas suivi.

Disons avec M. le professeur Fournier que « l'augmentation de volume de la tumeur et son ampliation distend la peau par sa face profonde et l'amincit, en la minant, pour ainsi dire. La gomme se perfore par une crevasse unique, par un pertuis simple ou par des pertuis multiples. La tumeur crève sans s'affaisser et le petit cratère initial du sommet de la gomme tend à l'ulcération excentrique ». Tel est le processus de la syphilide gommeuse ulcérée. Parlons maintenant des ulcères consécutifs aux maladies infectieuses.

M. le professeur Fournier fait, le 10 mars 1892, une communication sur les « Ulcères de jambe métatyphiques » à la séance de ce jour de la Société de Dermatologie. Se demandant la nature des ulcérations et n'ayant trouvé ni traumatisme, ni syphilis héréditaire, ni syphilis acquise il ajoute : « Il nous semble donc rationnel d'admettre que la fièvre typhoïde a pu servir de cause soit directe, soit indirecte à la genèse de ces ulcères. Est-ce là un accident typhique à proprement parler, dérivant en ligne droite de l'infection typhique ? Nous ne saurions le dire et cela nous paraît peu probable. Il est plus légitime de croire qu'il s'agit simplement d'une ulcération métatyphique, c'est-à-dire ayant succédé à la fièvre typhoïde, s'étant produite immédiatement dans la convalescence de cette fièvre et sous l'influence probable d'une atteinte grave portée à l'économie, soit par l'infection typhique elle-même, soit par la détérioration de l'organisme, la dénutrition consécutive à une infection violente et à un séjour très prolongé au lit. »

Relativement à la cause de la phlébite, nous trouvons les considérations suivantes dans le mémoire de M. le professeur Mayet, de Lyon, sur la pathogénie des coagulations sanguines intravasculaires qu'il a lu au Congrès de médecine de Nancy de 1896.

« L'infection est la cause des coagulations vasculaires pathologiques, soit qu'il s'agisse de sujets en état puerpéral où cette pathogénie est la plus évidente, soit qu'il s'agisse de sujets atteints de maladies infectieuses qui ont peu de tendances par leur microbe propre à produire cet accident, mais qui réalisent pendant l'évolution proprement dite de cet organisme ou alors qu'elle est terminée, un terrain favorable aux infections secondaires (fièvre typhoïde, fièvres éruptives, pneumonie). »

On sait que dans la phlegmatia puerpérale, c'est le streptocoque qui est l'agent producteur de cette complication. Disons que pour M. Vaquez la thrombose consécutive à la fièvre typhoïde n'est pas due au bacille d'Eberth. Cette complication arrivant plus ou moins tardivement à la fin ou après la période de convalescence ou pendant la convalescence est produite par le streptocoque (Mayet).

Dans les varices, ajoute le même auteur, la cause de l'altération de la paroi provient d'un défaut de résistance native ou d'un effort exagéré dû à la pesanteur, aux secousses rétrogrades qu'impriment à la colonne sanguine les contractions répétées des muscles et à l'effort exagéré sur un vaisseau organisé pour une pression moindre. »

« L'endothélium finit par proliférer, mais insuffisamment pour subvenir à l'accroissement d'étendue de la paroi, il se crève et dégénère par gêne circulatoire dans les vasa-vasorum. De plus, le ralentissement devient extrême dans des conduits tortueux et dilatés. Les leucocytes commencent à adhérer et par un processus que nous n'étudions pas un coagulum se constitue. Tant que la membrane interne résiste le sang reste fluide.

Une fois atteinte, le caillot se forme.

La lésion reste limitée en un point de la veine, un cordon dur apparaît à ce niveau en même temps que la région devient très sensible » (M. Vaquez, Congrès Nancy 1896).

Nous concluons avec M. Broca : « Quelle que soit la théorie adoptée, le fait est que dans les membres variqueux il y a des lésions concomitantes artérielles et veineuses.

D'artères à veines, de veines à nerfs, il y a un échange réciproque de mauvais procédés et le tout concourt à faire des jambes ainsi atteintes des lieux de moindre résistance, à y rendre les tissus infirmes pour employer l'expression de M. Besnier. »

# ANATOMIE PATHOLOGIQUE

D'après ce que nous avons vu en pathogénie, nous savons que la lésion primitive habituelle est « une névrite purement interstitielle, chronique, ordinairement périfasciculaire. La sclérose se manifeste d'abord le long des vaisseaux veineux qui lui servent de guide et s'accompagne de la dilatation variqueuse des vaisseaux. » (M. Quénu).

« Puis ce sont les artères qui deviennent dures, scléreuses au voisinage des ulcères. Elles peuvent présenter des épaississements inflammatoires de leurs parois qui s'incrustent de calcaires et se thrombosent dans quelques cas. La peau qui réagit comme un organe se sclérose elle aussi ; le derme et ses papilles sont atteints, deviennent fibreux, se laissant difficilement enlever et criant sous le scalpel. »

La surface de la coupe du derme se décompose ordinairement en deux couches, l'une superficielle blanc grisâtre, l'autre profonde jaunâtre. Les papilles sont hypertrophiées, la peau s'épaissit et le tissu cellulaire sous-cutané peut atteindre plusieurs centimètres d'épaisseur, se fusionnant ou non avec le derme. Celui-ci, après avoir proliféré, dessine au pourtour de l'ulcère un bourrelet épais.

Nous continuons à suivre la description de M. Jeanselme qui a observé la sclérose des aponévroses et des cloisons intermusculaires et la transformation plus ou moins complète en lames osseuses des aponévroses de revêtement, des gaines tendineuses, du ligament interosseux de la jambe.

M. Reclus a repris les études des auteurs du compendium, de Sappey et de M. le professeur Terrier, et il a constaté une ostéopériostite rarement destructive qui amène le plus souvent à sa suite une augmentation du volume de l'os qui devient plus léger et se recouvre d'ostéophytes.

Celles-ci deviennent abondantes sur les sujets jeunes où des épiphyses non encore soudées permettent à la diaphyse un allongement de 2 à 3 centimètres.

Du milieu de l'ulcère s'élèvent parfois des tumeurs osseuses saillantes prises pour des lésions syphilitiques et qui « en s'opposant à la cicatrisation de l'ulcère et en compromettant ainsi la nutrition du membre, rendent trop souvent l'amputation nécessaire ». (M. Reclus).

Nous avons parlé plus haut des altérations artérielles.

Les veines ectasiées par places voient leurs tuniques tantôt s'épaissir, tantôt devenir plus minces et très fragiles. Les réseaux superficiels et profonds sont atteints ; depuis les travaux du professeur Verneuil on sait que les varices sont d'abord profondes et s'aidant de la clinique il a pu noter des démangeaisons précédant l'ulcère, et une exagération de la sécrétion sudoripare.

La sclérose atteint l'atmosphère enveloppante des ganglions lymphatiques qui sont eux-mêmes de consistance plus ferme qu'à l'état normal.

Très souvent le membre ulcéré est augmenté de volume chez les variqueux, il peut même présenter l'aspect éléphantiasique. Le pied montre alors « un allongement du diamètre transversal, un raccourcissement du diamètre longitudinal, une hypertrophie et une déformation considérable des orteils. » M. Jeanselme ajoute que « dans les cas extrêmes, l'énorme hypertrophie du cou de pied gêne les mouvements de l'articulation tibio-tarsienne en particulier, il y a même quelquefois une sorte de fausse ankylose ; le malade se trouve dans l'impossibilité absolue d'imprimer le moindre mouvement à son pied ; l'amplitude des mouvements passifs est même très restreinte. » Nous croyons pour notre part, et nous l'avons noté dans quelques-unes de nos observations, que cette fausse ankylose existe non pas seulement dans les cas extrêmes mais encore quand le membre est un peu augmenté de volume, en dehors, bien entendu, de tout accident antérieur, de toute fracture.

Le pied est en valgus, parfois surtout consécutivement à un traumatisme, mais il nous est arrivé plus souvent de constater un pied plat ou à concavité plantaire diminuée.

Telles sont les principales lésions macroscopiques que présente un membre variqueux.

En ce qui concerne l'ulcère lui-même nous décrirons avec les symptômes ses caractères objectifs.

Mais il est des lésions microscopiques qui, si elles se traduisent par des altérations visibles à l'œil nu, sont du ressort de l'histologie pathologique et non plus de celui du scalpel.

L'*œdème*, d'abord passager, finit par s'installer bilatéral et symétrique, diminuant avec le repos, augmentant avec les fatigues Il est plus ou moins dur suivant l'âge de l'ulcère, suivant la constitution du sujet, suivant la vie de notre malade.

« Sur une coupe, les vaisseaux capillaires sanguins sont très apparents et gorgés de sang. Les faisceaux du tissu conjonctif sont écartés les uns des autres par une certaine quantité de sérosité dans laquelle on trouve généralement un petit nombre de cellules lymphatiques libres.

L'œdème est plus ou moins prononcé au niveau des papilles.

Dans le derme, les faisceaux conjonctifs sont séparés par de la sérosité contenant plus ou moins de cellules migratrices qui forment souvent des amas ou des îlots irréguliers.

Les vaisseaux lymphatiques sont dilatés (Renaut) et au lieu de se montrer sous la forme de fentes étroites comme dans la peau normale, ils présentent celle de larges espaces étoilés, béants, leur section dépasse quelquefois en dimension celle des plus gros vaisseaux sanguins du derme » (Cornil et Ranvier).

Les *altérations musculaires* que nous plaçons ici avec les lésions de voisinage et secondaires, les lésions des vaisseaux étant des lésions *sine qua non*, pour ainsi dire, de l'ulcération, ces altérations, dit M. Quénu, portent sur le tissu conjonctif et sur la substance contractile. « Le tissu conjonctif interposé aux faisceaux est devenu fibro-adipeux : un grand nombre de faisceaux perdent leur striation et se remplissent d'une substance finement grenue où l'acide osmique décèle des gouttelettes de graisse, pas de dégénérescence vitreuse. Dans quelques préparations, proliférations des noyaux du sarcolemme. En résumé myosite interstitielle chronique avec infiltration graisseuse, dégénérescence granulo-graisseuse des faisceaux primitifs. »

En dehors des cas d'eczéma généralisé, M. Broca n'a pas trouvé d'eczéma des jambes qui ne soit pas lié à l'existence des varices, d'où le nom d'*eczéma variqueux* qu'il lui a donné. Il lui décrit trois formes différentes.

L'eczéma est nummulaire, sec, par placards de 1 à 2 francs, saillants, recouverts d'assez nombreuses squames furfuracées. Les varices marquent déjà leur tendance à l'infiltration et à la pigmentation. On note un point faible et inconstant.

L'eczéma variqueux peut être à larges squames, sous lesquelles la peau est piquetée de points rouges. Sur les bords de la plaque principale sont des vésicules.

L'éruption donne de la cuisson et un prurit assez intense.

L'eczéma variqueux aigu et suintant a des vésicules qui durent peu, mais on trouve à la périphérie d'un épiderme luisant et aminci de nombreux boutons surmontés de squames furfuracées. Il se produit des érosions superficielles. Le prurit et la cuisson sont plus considérables que dans la variété précédente. Il occupe généralement le tiers inférieur de la face interne (l'observation que nous avons recueillie rentre donc dans la règle) et laisse souvent après lui une pigmentation cutanée plus ou moins forte, de l'infiltration et de l'induration de la peau et des tissus sous-cutanés avec hypertrophie papillaire plus ou moins accusée, aboutissant parfois à un véritable éléphantiasis du membre. En outre, l'eczéma variqueux est parfois le point de départ d'ulcères variqueux classiques, uniques comme lui.

Plus souvent, ils sont multiples, offrent des ulcérations cupuliformes isolées, s'étendent en surface ou deviennent confluentes (Résumé d'après M. Thibierge. Annales de Dermatologie. 1886.)

Autour des ulcères variqueux des jambes, surtout des ulcères rebelles, ou dans les cas d'eczéma variqueux à répétition, on trouve des lésions de *dermite chronique* décrites dans la Thèse de M. Jeanselme.

Au début de son étude, cet auteur divise cette dermite chronique, qui est hypertrophique, en dermite lisse, celle des ulcères calleux, de l'eczéma chronique compliqué de dermite, et en dermite végétante ou papillomateuse celle qui s'observe au niveau d'un eczéma ou au pourtour d'ulcérations.

Dans la dermite lisse hypertrophique, l'épiderme se desquame incessamment ; les papilles du derme sont moins élevées que normalement ; le chorion est épaissi ; ses faisceaux fibreux, en grand nombre, se resserrent. Les capillaires s'élargissent. Les poils sont altérés, atrophiés parfois, ainsi que les glandes sudoripares et sébacées.

Au contraire, les papilles sont très élargies dans la dermite végétante hypertrophique ; des anses vasculaires, de nouvelle formation, nourrissent le tissu conjonctif embryonnaire dont sont constituées ces papilles.

Au début, la lésion consiste dans la formation de manchons de cellules embryonnaires autour des vaisseaux.

Le degré extrême des ulcérations et de l'eczéma, c'est l'éléphantiasis ulcéreux.

Pour M. Jeanselme, « il est une forme d'éléphantiasis secondaire dont le point de départ est un eczéma, une ulcération simple ou spécifique, siégeant sur un membre le plus souvent variqueux : il est causé par les lésions locales de l'appareil lymphatique et caractérisé par un œdème inflammatoire de la peau et du tissu cellulaire dont le résultat est une hypertrophie plus ou moins considérable des parties malades.

« La *pigmentation* peut relever directement des varices; l'on sait, et M. Broca a particulièrement insisté sur ce point, que les cicatrices d'ordre quelconque siégeant sur les membres variqueux peuvent être très pigmentées; d'autre part, on voit parfois des traînées ou des réseaux brunâtres se dessiner sous la peau non indurée et copier fidèlement les dilatations variqueuses. Pourtant la dermite n'est pas sans avoir une certaine influence sur la forme et la topographie des placards pigmentaires, et c'est elle bien certainement qui les dispose sous forme de frange à la périphérie de la lésion.

Nous devons passer maintenant à l'étude anatomo-pathologique des lésions ulcéreuses spécifiques.

Si nous consultons la classification des syphilides de M. le professeur Fournier, nous voyons que les quatre premiers groupes comprennent les accidents dits secondaires.

Le cinquième est le type pustulo-crustacé (s. acnéiforme, impétigineuse, ecthymateuse) dans lequel l'ecthyma profond nous intéresse seul.

Le sixième groupe donne le type bulleux, le rupia.

Le huitième groupe donne le type gommeux, la gomme.

— Parlons d'abord de l'ecthyma.

« Les pustules d'*ecthyma* sont absolument semblables, au point de vue histologique, aux pustules de la variole. Dans la syphilis, la pustulation peut se produire sur une papule enflammée ou spontanément dans certaines formes graves dont elle est souvent un accident précoce. Les pustules d'ecthyma syphilitique s'accompagnent d'une infiltration assez étendue et profonde du derme.

*Coupe.* — Dans les points où elle n'est pas ulcérée (lacunes de corps muqueux analogues à celles des pustules de la variole), elles sont plus ou moins grandes, contiennent des cellules libres et leur paroi est formée par des cellules épidermiques modifiées, généralement aplaties — papilles tuméfiées, élargies, transformées en un tissu embryonnaire au milieu desquelles les vaisseaux capillaires sont très dilatés. Cette inflammation se poursuit très profondément dans la plus grande partie du derme. Sous les croûtes, dans la partie ulcérée, les papilles sont le plus souvent conservées, mais elles peuvent être détruites aussi par l'inflammation ulcérative ». (Cornil et Ranvier.)

Les diverses étapes de cette lésion sont la croûte, la suppuration, les cicatrices planes, régulières, circulaires, quelquefois légèrement déprimées, blanchâtres ou pigmentées.

*Rupia.* — « Il débute, disent les mêmes auteurs, par de longs soulèvements de l'épiderme, par de la sérosité incolore ou teintée de sang qui devient bientôt trouble et puriforme. La bulle en se crevant, en laissant échapper un peu du liquide qu'elle contient et qui se concrète à sa surface, est bientôt recouverte d'une croûte. Les croûtes desséchées restent en place à mesure que de nouvelles couches se forment par le même mécanisme au-dessous des premières, constituent une imbrication de croûtes grises ou noires qu'on a comparées à une écaille d'huître.

Le rupia est l'éruption syphilitique qui présente les croûtes les plus épaisses, les plus larges, les plus noires et les plus caractéristiques. Sous la croûte, le corps papillaire et le derme sont en pleine suppuration et ulcérés.

Le rupia qui commence par une bulle appartient aux syphilides pustulo-crustacées ulcéreuses qui se terminent après un temps assez long par des cicatrices déprimées. »

Nous verrons à propos des symptômes l'opinion de M. le professeur Fournier sur le rupia.

Arrivons maintenant aux syphilides tuberculo-croûteuses et tuberculo-ulcéreuses, aux syphilides gommeuses ulcératives qui, pour notre maître, sont les syphilides tertiaires par excellence.

Les lésions cutanées, dit-il dans sa leçon sur les syphilides

gommeuses (Gazette hebdomaire de méd. et de chirurgie 1874),
« décrites sous le nom de syphilides tuberculeuses, serpigineuses,
térébrantes, sont des dérivés d'une même entité clinique et anatomique, la gomme. »

Ce sont des gommes intra-cutanées.

Les plus nombreuses, après s'être présentées sous l'aspect de
tumeurs solides, s'ulcèrent et aboutissent à former à la surface de
la peau des plaies d'un certain caractère. Les autres, au contraire,
évoluent sans s'ulcérer.

Aux premières on a donné le nom de *syphilides gommeuses
ulcératives* ; aux secondes, par opposition, le nom de *syphilides
gommeuses sèches*, résolutives ou mieux atrophiques.

Nous n'avons à nous occuper que des premières, mais pour
suivre leur évolution nous devons dire quelques mots de la syphilide gommeuse.

Nous emprunterons les détails suivants aux notes que nous
avons recueillies à la Clinique faite le 4 décembre 1896 par M. le
professeur Fournier.

Quatre particularités dans la gomme.

I° Ce sont des tumeurs logées dans le tissu cellulaire sous-
cutané, au-dessous de la peau.

II° Ce cont des tumeurs circonscrites, bien délimitées, ayant
leur individualité propre.

III° Les gommes ont un volume variable (depuis le volume
d'une tête d'épingle, jusqu'à celui d'une orange — le volume
moyen étant celui d'une olive ou d'un pruneau).

Leur forme est celle d'un hémisphère, elle est globulaire.

IV° Les gommes ont des aspects divers sous des âges divers.

*a.* — Jeunes, elles sont alors constituées par un tissu dense,
ferme, gris rosé.

*b.* — Gommes adultes. Alors aspect jaunâtre surtout au niveau
de leur centre, dégénérescence granulo-graisseuse.

*c.* — Vieilles, elles se présentent sous forme d'un tubercule, d'une masse jaunâtre avec quelques portions déjà liquéfiées (couleur d'ambre ou couleur pyoïde).

Au point de vue de leur structure, trois propositions à retenir :

1° Ce sont des produits organisés, mais non des exsudats liquides amorphes ; primitivement le tissu est solide et on y trouve alors un tissu organique.

2° Ces produits n'ont pas encore d'élément spécifique ; puisque le microbe n'est pas découvert, il n'y a rien de spécial sous le microscope, rien de spécial sous le scalpel.

3° C'est une néoplasie conjonctive, une production exagérée, une prolifération de ce tissu.

Dans la gomme il y a quatre parties :

a. — Des productions cellulaires pour les 7 ou 8/10. Ce sont les éléments cellulaires, les cytoblastes de Robin.

b. — Une gangue servant de ciment.

c. — Des éléments conjonctifs sous forme de fines fibrilles entrecroisées en tous sens.

d. — Des capillaires.

La gomme est bien une néoplasie conjonctive. Pour Virchow, c'est du tissu cellulaire qu'il classe dans les granulomes.

La gomme est-elle l'analogue de la plaque muqueuse ou du chancre ? (Virchow). Pour lui la plaque muqueuse est une gomme peu développée.

Mais comme caractère distinctif, la gomme a une prédestination à une mort spontanée, fatale, rapide.

Tous les tissus syphilitiques, sauf les gommes, se résolvent ou aboutissent à une organisation persistante. La gomme n'est pas née viable, elle est caduque. Fatalement, rapidement, elle va mourir ; en naissant, elle est condamnée à mort.

Les éléments cellulaires qui composent les huit dixièmes de la gomme s'atrophient, subissent la division nucléaire, se divisent en granulations, qui chacune subissent la dégénérescence graisseuse.

De la gomme dégénérée, il reste une eschare, un sphacèle, quelque chose qui est dépourvu de connexions organiques.

Le bourbillon c'est ce que l'organisme va rejeter ; la gomme est destinée à être éliminée.

La gomme du tissu cellulaire est la plus commune ; elle se produit sous la peau, non adhérente primitivement. Bien circonscrite, indépendante, solide d'abord, elle se ramollit progressivement, s'ulcère et se répare.

Par ordre de fréquence, elle apparaît aux membres inférieurs, puis à la partie supérieure du thorax, aux membres supérieurs, enfin à la face, au scrotum, etc. »

Nous avons donc assisté aux phases préparatoires de l'ulcère gommeux, de la syphilide gommeuse ulcérative.

Pour éviter des redites, nous décrirons ses caractères objectifs avec les symptômes comme nous devons déjà le faire à propos des ulcères variqueux.

Nous ferons de même en ce qui concerne les ulcères syphilovariqueux et les ulcères phlébitiques.

# SYMPTOMES

Nous commençons l'étude clinique des ulcères qui rentrent dans notre sujet par celle des manifestations ulcéreuses de la syphilis.

Pouvons-nous dire tertiaires ? Oui, dans l'immense majorité des cas, mais n'oublions pas qu'en médecine, il n'y a pas de règle absolue et qu'il n'existe à vrai dire aucune limite entre la période secondaire et la période tertiaire.

Pour nous en convaincre il suffit de lire l'observation de MM. Besnier et Sabouraud, dans les Annales de Dermatologie de 1892. Il s'agit d'un cas de syphilis secondaire anormale et maligne, mutilante, à forme tuberculeuse, gangréneuse, dont l'accident initial est ignoré, dont les accidents secondaires sont généralisés.

Huit mois après le début supposé, éruption papuleuse ; deux mois plus tard, manifestations ulcéreuses aux bras et aux jambes. Une phase ulcérative succéda à la phase préulcéreuse, puis survint un phagédénisme à allure rapide.

Le malade guérit.

« La période tertiaire, envisagée d'une façon générale, se présente sous forme d'un état de santé apparent, interrompu à échéances indéterminées par un nombre variable d'explosions morbides d'un ordre particulier.

Les accidents diffèrent de ceux de la période secondaire en ce qu'ils n'ont pas de début fixe, qu'ils ne se groupent pas quand ils sont multiples et qu'ils ont une échéance illimitée. On n'est jamais quitte d'une syphilis tertiaire (P^r Fournier).

Les syphilides s'échelonnent pendant presque toute la durée de la syphilis. La succession des accidents se fait selon des lois, chacune à son heure. »

Les syphilides ulcéreuses occupent les périodes ultimes.

Les premières qui se montrent sont généralisées (syphilide pustulo-ulcéreuse ou varioliforme de Hardy : syphilide tuberculo-ulcéreuse de Bazin et Dubuc).

Elles sont donc en dehors de notre sujet qui comprend seulement des accidents localisés simulant l'ulcère variqueux, qui ne doit avoir en vue que les syphilides circonscrites ulcéreuses.

Elles comprennent l'*ecthyma profond*, le *rupia* et la *syphilide gommeuse ulcérative*.

Les *gommes* s'ulcèrent de la profondeur à la superficie. Les *syphilides* s'ulcèrent de la superficie à la profondeur. A un moment donné, on ne sait à laquelle on a affaire. Du reste, il est très rare de voir une gomme s'ulcérer sous ses yeux, et M. le professeur Fournier dit ne l'avoir noté lui-même que deux ou trois fois.

Nous avons déjà dit, à propos de l'étiologie, que le tertiairisme provenait trop souvent de la négligence qu'avait mise le malade à se traiter, croyant avoir contracté une syphilis bénigne sans conséquences pour l'avenir. C'est l'avis de notre maître, c'est aussi celui de Neisser, dont M. Marschalko reflète l'enseignement dans sa thèse.

Les manifestations tertiaires présentent quatre particularités (Considérations gén. sur les syph. tertiaires. Leçons de M. le P^r Fournier, 1874).

« I° Elles sont discrètes comme nombre, souvent même isolées, solitaires.

II° Leur début est insidieux, leur développement lent, et pour un grand nombre latentes comme lésions.

III° Elles consistent en des désordres intéressant le parenchyme des tissus, désordres toujours importants par conséquent et souvent graves, susceptibles d'aboutir à des désorganisations, des mutilations, des atrophies et ne se traduisant guère, pour un certain nombre du moins, que par des symptômes d'ordre commun, dépourvus du cachet vénérien.

IV° Du fait des remèdes, sauf exception, action curative des plus évidentes. »

Nous rappellerons maintenant la définition que nous avons déjà donnée de la syphilide ulcéreuse d'après M. Christiansen, et qui, d'après cet auteur, est le résultat d'un processus destructif d'emblée qui n'a pas besoin pour se produire d'une période formatrice.

Cependant bien qu'elle dure peu, une vésicule, une phlyctène se montre, d'après M. Mauriac, qui n'est le plus souvent que l'accessoire d'une autre lésion, de la papule, par exemple. « Il faut arriver à l'ecthyma et surtout au rupia pour voir apparaître dans toute son énergie destructive le mode ulcéreux d'emblée, c'est-à-dire sans intermédiaire néoplasique figuré. »

*L'ecthyma profond* apparaît vers la deuxième année de la syphilis ; si on l'observe plus tôt, c'est l'indice d'une syphilis grave. Il est constitué par d'énormes pustules sur lesquelles il reste une croûte noirâtre formée par le pus et le sang desséché. Sous la croûte est une énorme plaie mesurant quelquefois plusieurs centimètres de largeur. Elle dure longtemps et récidive souvent par l'apparition de deux ou trois boutons à intervalles plus ou moins éloignés.

La cicatrice est profonde, déprimée, laissant des traces indélébiles (Horteloup, Gaz. des hôp., 1879).

Il siège aux membres inférieurs en avant du tibia.

L'ecthyma est unique ou plus souvent multiple, disséminé ou groupé : dans ce dernier cas il affecte la forme circinée, et un ulcère peut résulter de la fusion de plusieurs éléments primitifs.

L'ulcère de l'ecthyma peut atteindre jusqu'à la dimension d'une pièce de cinq francs, sa grandeur moyenne représente la surface d'une pièce de cinquante centimes.

Il est circulaire, taillé à pic et intéresse souvent toute l'épaisseur du derme ; son fond est saignotant.

L'ecthyma a une grande tendance au phagédénisme, c'est

un ulcère des plus rebelles. Il occasionne de la gêne, de la démangeaison assez fréquemment, à cause de la position superficielle de l'os et de la tension des téguments. Il est moins douloureux que l'ecthyma vulgaire qui coexiste parfois avec lui, surtout chez les sujets cachectiques. L'ecthyma spécifique lui-même, suivant l'expression de Vidal (Congrès de Genève 1877), est « l'éruption des sujets déprimés ou cachectiques et son activité est en proportion de la débilitation. » L'auréole qui l'entoure est cuivrée, elle offre une teinte violette dans le cas d'ecthyma non spécifique (Rollet et Chambard).

La cicatrice de même forme que l'ulcère est plus ou moins déprimée. A mesure qu'elle se fait, l'auréole pigmentée se resserre de telle façon que la réparation complète de cette cicatrice offre une couleur brunâtre uniforme.

*Rupia.* — On a beaucoup discuté sur la question de savoir s'il fallait faire une place à part à cette syphilide.

Biett a voulu voir dans cette affection un élément bulleux à une certaine période de son évolution normale. MM. Fournier, Martineau, Hardy, Balzer et Barthélemy le nient.

« Le rupia, dit notre maître, se rapproche singulièrement de l'ecthyma, à ce point qu'on l'en distingue plutôt par une habitude traditionnelle que par de légitimes et suffisantes raisons. A tous ces titres, il rentre dans la classe des syphilides ulcéreuses et ne doit être considéré cliniquement que comme une variété de l'ecthyma profond. »

Nous sommes allés consulter la riche collection de moulages du musée de l'hôpital Saint-Louis et nous avons vu :

I° Le moulage 1276, vit. 66 (M. Hallopeau), qui montre bien le processus d'une syphilide rupioïde. Il y a même de la gangrène centrale sous-dermique.

II° Le moulage 1549, vit. 93, montre une gomme syphilitique avec une croûte rupioïde déprimée en son centre.

III° Le moulage 1269, vit. 61, d'un malade de Quinquaud,

représente de superbes syphilides rupioïdes dans un cas de syphilide maligne précoce.

Mais de bulle point, nous n'avons rencontré aucun exemple.

Le rupia est seulement remarquable par une profondeur relativement moindre de l'ulcération et au contraire par une augmentation de la largeur et de l'épaisseur de la croûte.

« L'ulcération rupiale est circulaire, creuse ou demi-creuse, à bords nets et parfois taillés à pic, à fond grisâtre et pultacé ou bien vineux et livide, à cicatrice noirâtre ne se décolorant qu'après un temps fort long et restant plus ou moins déprimée (P$^r$ Fournier). »

Dans la plupart des cas, la spécificité du rupia n'est guère possible à déterminer que d'après la notion des accidents contemporains et des accidents antérieurs.

Notons que sur 6 malades de M. Bassereau qui étaient atteints de rupia, 5 avaient eu des chancres phagédéniques.

M. Jullien insiste sur le « pus qui accompagne la fonte des tissus et que l'on fait sortir en pressant sur les croûtes. »

Il indique bien le développement de la croûte noirâtre « qui débute par le centre, s'accroît sans cesse par sa surface profonde d'une couche concentrique plus étendue à la périphérie si bien qu'au bout d'un certain temps le coagulum primitif forme le sommet d'un monticule stratifié comparable à une écaille d'huître. »

Nous arrivons maintenant à la *syphilide gommeuse ulcérative*. Pour bien montrer la différence qu'elle présente dans son évolution avec les syphilides précédentes, nous allons dire un mot de ce qu'est la syphilide gommeuse avant de devenir ulcérative.

Nous empruntons les détails qui suivent à la leçon clinique de M. le professeur Fournier, du 4 décembre 1896.

L'histoire des gommes est composée de quatre périodes : crudité, ramollissement, ulcération, réparation.

*A*. — Période de crudité. — La gomme offre alors les caractères d'une tumeur du tissu cellulaire, semblable à un ganglion sous la peau.

Iᵒ Elle est facilement appréciable à la vue par son relief et nettement circonscrite par le toucher.

IIᵒ Comme aspect, elle est gangliforme, d'aspect allongé, olivaire.

IIIᵒ Elle a la consistance d'un ganglion.

IVᵒ Elle est aphlegmasique. Il n'y a à cette période de la gomme ni rougeur, ni chaleur, elle est indolente. C'est le médecin qui s'en aperçoit quand on l'appelle ou par hasard le malade en se palpant.

Elle n'est pas entourée d'une atmosphère inflammatoire, elle est indépendante des téguments.

*B.* — Période de ramollissement. — Au bout de quelques semaines, elle survient. La gomme perd peu à peu sa consistance, sa fermeté caractéristique, pour devenir moins dure, moins consistante, un peu empâtée.

Cette première phase du ramollissement se produit à *froid*.

Dans une *deuxième*, la tumeur rougit, la peau devient rosée à sa surface, rouge violacée.

La tumeur se soude à la peau, elle n'est plus mobile. D'indolente, elle devient sensible au toucher et spontanément. Elle augmente de volume et son ampliation distend la peau par sa face profonde, l'amincit, la mine pour ainsi dire.

La perforation se prépare.

*C.* — Période d'ulcération, ou période de l'ulcère gommeux. — Comment se prépare cet ulcère ?

La gomme se perfore par une crevasse unique, par un pertuis simple ou par des pertuis multiples. La tumeur crève ; alors qu'en sort-il ?

Bien peu de chose d'abord, un liquide ambré, semblable à du sirop qui peut être pyoïde, roussâtre, franchement purulent, composé d'un putrilage semblable à la gomme. Quand une gomme crève, elle ne s'affaisse pas. Un abcès, au contraire, s'affaisse immédiatement et presque complètement. Dans la gomme, il reste encore une assise qui est, en somme, la gomme même.

Puis se produit ceci : le pertuis initial augmente rapidement et s'élargit excentriquement ; il devient comparable en surface à celle d'une lentille, puis d'un franc, puis de cinq francs. Le petit cratère du sommet de la gomme tend à l'ulcération excentrique. Il ne reste bientôt plus que sa base et son bourbillon.

Quand l'ulcération est faite, on voit le tissu de la gomme elle-même, le tissu escharifié, le bourbillon gommeux. M. le professeur Fournier fait passer sous les yeux un moulage qui représente une ulcération à son début. Voyons sous quel aspect se présente le bourbillon.

C'est une sorte de masse solide, charnue, tout à fait semblable à de la chair de morue (Chassaignac); il est blanc jaunâtre. Si on prend une épingle et qu'on pique le tissu, il est insensible; il résiste cependant sous la pince et a encore un semblant d'organisation; il faut une traction assez forte pour en retirer quelques lambeaux. C'est, en somme, un bourbillon analogue à celui de l'anthrax; mais, alors que le bourbillon de l'anthrax est développé aux dépens d'un tissu sain, celui de la gomme est développé aux dépens d'un tissu mort. C'est si bien un bourbillon qui se voit dans la gomme que l'évolution de la maladie sera ultérieurement et en tous points semblable à celles de tous les bourbillons. Les jours suivants, sur tous les pansements seront des morceaux de bourbillon, des lambeaux désagrégés, et de même pendant huit ou dix jours, jusqu'à ce que tout le bourbillon se soit éliminé.

La caverne gommeuse évacuée, il restera un ulcère.

*Caractères de l'ulcère gommeux.* — Vu d'ensemble, l'ulcère a une certaine physionomie, dont les caractères irréductibles sont au nombre de sept.

I⁰ Forme généralement arrondie et quelquefois parfaitement et élégamment circulaire (orbicularité).

II⁰ Ulcération profondément excavée. — L'ulcère gommeux venant d'une gomme sous-cutanée est un ulcère creux, profond, quelquefois aussi profond que large; il est, dans ce dernier cas, putéiforme.

III⁰ Caractères des bords. — Bords nettement découpés, comme incisés au bistouri, taillés à pic, en falaise. Ils sont droits, verticaux. Ces bords ne se rencontrent qu'avec la gomme syphilitique; ceux du chancre simple le sont, mais pas à ce degré.

IV⁰ Bords adhérents, non décollés. — Adhérence au tissu sain. Tels ne sont pas ceux de l'ulcère scrofuleux, qui flottent au-dessus de la plaie.

V⁰ Bords entourés d'une auréole brune, foncée, vineuse.

VI⁰ Caractères du fond. — Le fond est inégal, irrégulier, étagé (Bazin), tourmenté, raviné (Pr Fournier).

VII⁰ Fond bourbillonneux. — Ce fond présente des vestiges apparents du bourbillon charnu ou bien un enduit de putrilage crémeux, jaune ou jaune verdâtre, dernier vestige du tissu gommeux tuméfié.

*D.* — Période de réparation.

La gomme a évacué son bourbillon; elle a fait son trou dans les téguments; il reste une caverne à combler. La plaie va se réparer. L'ulcère gommeux n'existe plus, il reste une plaie simple qui va se fermer.

*Modifications.* — La plaie est détergée, il n'y a plus de trace de bourbillon gommeux. L'aréole diminue, le fond de la plaie s'élève, les bourgeons charnus deviennent nombreux et exubérants. Puis le travail de cicatrisation se fait, commençant par la périphérie. Il reste enfin une cicatrice remarquable.

*a.* — Elle est déprimée, indélébile.

*b.* — Elle est curieuse parce que, très pigmentée au début, elle reste noire ou presque noire pendant de longues années et toujours trop longtemps pour le malade. Elles finissent toutefois par blanchir. »

Après cet aperçu clinique revenons sur nos pas, et étudions les symptômes objectifs et les symptômes subjectifs de la syphilide gommeuse ulcérative. Il nous faudra parler ensuite de ses formes cliniques (syphilis maligne et précoce, syphilis héréditaire, syphilis des vieillards).

N'ayant donné à dessein qu'une observation de syphilide gommeuse ulcérative chez un sujet indemne de varicose, nous devons en rechercher les caractères objectifs d'après les magnifiques collections du musée (collection générale que nous indiquerons par C G ou collection de M. le professeur Fournier, indiquée par les lettres C F).

Nous allons trouver des ulcérations syphilitiques à tout le membre inférieur, principalement aux jambes, non pas seulement à leur tiers inférieur, et à leur face interne, mais aussi au tiers moyen, à la face externe.

Les ulcérations sont isolées, conservant une forme circulaire primitive; mais le plus souvent, on observe la multiplicité des éléments qui se sont localisés à une partie du membre. Chacun d'eux, par progression excentrique, tend à se rapprocher de l'élément voisin, à devenir par rapport à ce dernier comme deux circonférences tangentes l'une l'autre.

On conçoit bien que l'ulcération continuant à s'accroître, une partie plus ou moins grande de la surface des deux cercles peut devenir commune.

La forme de cette plaie secondaire née de la coalescence de deux plaies primitives n'est plus la même et au niveau de l'intersection des deux circonférences qui limitent la surface de la partie commune aux deux cercles, on a un étranglement qui indique le mode d'évolution des syphilides.

Si plusieurs éléments isolés ou non se réunissent de cette façon, il en résulte un ulcère dont chaque élément constitutif est représenté par un segment de cercle, par une sorte d'arcade : il a donc la *forme polycyclique* puisqu'il résulte de la continuité de plusieurs parties de circonférences, le reste de chacune d'elles qui limitait la surface maintenant commune à deux ou plusieurs cercles ayant disparu par suite de la coalescence et comme fusionnée, comme absorbée par le processus excentrique ulcératif. De même qu'il y a le plus souvent des éléments simples multiples, on voit dans la plupart des cas des éléments composés, des ulcères en arcades, des ulcères polycycliques multiples.

Le moulage 318, vit. 102 (C F), montre à la région malléolaire externe deux ulcérations ; une ronde, une ovalaire, toutes deux de forme régulière, à bords et à fond caractéristiques. Diagnostic : syphilide ulcéreuse.

Les moulages 906 et 851 (C G), vitrine 73, figurent des syphilides ulcérées en nappe, siégeant à la face externe de la jambe jusqu'au niveau de la malléole.

Elles sont agminées par places et les éléments ne sont pas fusionnés les uns avec les autres, alors qu'en d'autres ils sont polycyliques. Le moulage offre en ce point plusieurs ulcérations polycyliques. Bords et fond typique.

Diagnostic : Syphilides gommeuses ulcératives en nappe.

Le moulage 662, vitrine 73, représente une gomme syphilitique d'un malade de M. le professeur Le Dentu (1880).

On voit au mollet, tiers supérieur, une ulcération primitivement double dont les deux surfaces constituantes ont leur grand axe perpendiculaire l'un par rapport à l'autre.

Le fond est bourbillonneux.

Dans la même vitrine 73, se voit le moulage 739, représentant des syphilides gommeuses ulcérées avec eschare centrale siégeant à la face antérieure de la jambe, à son tiers supérieur. Le moulage 1093 offre une gomme syphilitique ulcérée développée dans la bourse séreuse prérotulienne. Le moulage 450 offre des syphilides gommeuses ulcérées du pied, multiples, polycycliques.

Voulons-nous voir une syphilide gommeuse plus avancée en

évolution, nous trouvons le moulage 1638, vitrine 68 (C. G. Pʳ Fournier, 1891). Elle occupe la jambe gauche.

Elle se présente à nous en voie de réparation, bourgeonnante, sans bourbillon, avec des contours nettement en arcades ; les bords ne sont plus taillés à pic. Autour il y a de la dermite.

La *localisation* n'est pas là même que dans les ulcères variqueux. Au tiers-moyen, face postéro-externe (moulage 327, vit. 121 C F) et face postérieure (moulage 162, vit. 121 C F) nous voyons des syphilides ulcératives, de même au tiers supérieur (moulage 199, vit. 121 C F) et à la face antérieure, ainsi que le moulage 192, même vitrine (C F).

Les syphilides ulcéreuses sont sujettes à des variétés de *nombre* (moulages 364 et 362, vitrine 121 C F) ; ce dernier a des ulcérations plus superficielles qui ont affecté les glandes sudoripares). Le plus habituellement on en compte de 1 à 5 — rarement de 5 à 10, exceptionnellement au-dessus de ce chiffre (cas de M. le professeur Fournier, 61 gommes, cas de Lisfranc, 160).

Les gommes multiples sont ou bien en bouquet sur la même région ou bien disséminées, de même pour les ulcérations spécifiques qui leur font suite le plus habituellement.

Les moulages de gommes en nappe dont nous avons parlé offrent des exemples de gommes multiples en bouquet ou disséminées. Citons encore le moulage 374, vitrine 122 (C F), plaies multiples à la partie postérieure et postéro-externe de la jambe, accompagnées de phagédénisme.

*L'aspect extérieur* de l'ulcère gommeux a été décrit à la période d'ulcération de la syphilide gommeuse.

Une des caractéristiques de la syphilis, c'est le dimorphisme ou même le polymorphisme. Quand une lésion est spécifique, on observe sur la peau d'autres altérations de même nature, évolutives ou cicatricielles, c'est un signe excellent de diagnostic.

Les *cicatrices syphilitiques* rappellent par leur configuration les ulcères qui leur ont donné naissance, bien qu'elles soient moins étendues. Elles sont rondes. légèrement déprimées et entourées d'une aréole pigmentée dont la persistance est fort longue ; à leur niveau, la peau est mince, molle, légèrement ridée, d'une coloration d'abord violacée et pigmentaire, puis blanche et comme nacrée (Rollet et Chambard).

Les moulages 281, vitrine 124 (C F) ; — 138, vitrine 102 (C G) et 1409, vitrine 73, sont très instructifs à ce sujet.

Nous en reparlerons à propos du diagnostic rétrospectif de la syphilis.

Enfin, pour terminer les symptômes objectifs, disons que les malades porteurs d'ulcères spécifiques ont souvent négligé leurs plaies, et qu'à l'entrée à l'hôpital, elles sont repoussantes d'aspect si elles offrent une grande étendue, et exhalent une odeur assez désagréable, moins cependant que les plaies compliquées de gangrène.

Passons maintenant aux symptômes subjectifs.

La *douleur* est faible dans la grande majorité des cas. Le *prurit* très rare dépend du siège des ulcères et de la dermite du voisinage.

A côté de la gomme sans symptômes que le malade néglige, il y a la syphilide gommeuse simple puis ulcérative, qui peut être douloureuse pas son *siège*, exceptionnellement au membre inférieur, sauf au talon.

Elle peut aussi abolir des *fonctions* des organes. Nélaton relate le fait de l'impossibilité de la marche dans un cas de tumeur du centre de la région plantaire du pied. Mais dans ce dernier cas comme dans le précédent, la syphilide ulcérative ne simule en rien l'ulcère variqueux.

Dans notre observation unique de syphilide ulcéreuse typique, nous n'avons pas cherché les *troubles sensitifs*.

L'article de MM. Rollet et Chambard, les thèses de MM. Lorimy et Mirpied n'en font pas mention.

*Marche, évolution.* — La période tertiaire débute la troisième année de l'infection, on voit cependant des syphilides à marche beaucoup plus rapide et il n'est pas rare de voir la même année un malade avoir le chancre et 9 à 10 mois plus tard la syphilide ulcéreuse, témoin celui dont nous donnons l'observation et qui a eu un chancre en janvier et des ulcérations tertiaires en août, après avoir présenté des accidents secondaires en mars.

Les syphilides ulcéreuses guérissent en trois semaines minimum, en trois mois maximum.

Leur cicatrice peut être vicieuse dans le cas de syphilides ecthymateuse, rupiforme, ulcéro-gangréneuse ou phagédénique, dont il sera question quand nous réunirons dans un chapitre les complications des variétés d'ulcères que nous décrivons.

Nous avons déjà parlé de l'évolution de la gomme.

Il nous reste peu de choses à ajouter.

MM. Rollet et Chambard, dans leur article sur les syphilides ulcéreuses, disent que ces croûtes sont « épaisses, irrégulières, rugueuses, vert foncé ou brunes, stratifiées ou non, ostréacées et enchâssées assez souvent, adhérant plus ou moins à l'ulcère sous-jacent.

Les ulcérations consécutives aux syphilides profondes sont souvent caractéristiques et reproduisent pour ainsi dire le moule en creux de la lésion pustuleuse ou gommeuse à laquelle elles ont succédé. Elles sont nettement arrondies, leurs bords sont taillés à pic, mais non décollés, leur fond est grisâtre, diphtéroïde, leur pourtour est entouré d'une aréole de teinte rouge noir, en-dessous de laquelle une base dure.

La récidive survient ou non au point primitivement lésé, dans ce dernier cas elle intéresse non pas un tissu sain mais un tissu de cicatrice.

Ici peut se placer une question dont nous ne pouvons dire que quelques mots.

« C'est par milliers, dit M. Feulard dans sa communication au Congrès de Londres (1896) sur la durée de la période contagieuse de la syphilis, qu'on pourrait citer des cas de malades atteints de lésions dites tertiaires, suintantes ou suppurantes, qui n'ont fait naître autour d'eux aucune contagion. L'expérience démontre que des inoculations faites avec le produit de gommes et d'ulcérations tertiaires sont restées négatives. Seulement dire au bout de combien de temps cesse le pouvoir virulent, voilà où est la difficulté. »

Les tares héréditaires ou acquises n'influent pas sur la durée et n'aggravent que le pronostic.

Au bout de 4 ans, la plupart des médecins autorisent les syphilitiques à se marier, mais on a vu des cas de contagion avec 5 ans (Obs. M. Mauriac. Obs. M. Feulard); après 6 ans (Obs. M. Fournier), signalée au Congrès de 1889 après les communications de M. le professeur Landouzy et d'autres, après 7, 8, 9, 10, 17, 18, 20 ans. Ce dernier auteur a publié' un cas confirmant le danger des lésions buccales entretenues par le tabac et la possibilité de la transmission par un accident tertiaire. Le mari a, dans une de ses observations, une glossite tertiaire caractéristique et c'est seulement 4 ans après son mariage que sa femme est devenue syphilitique.

*Formes cliniques de la syphilide ulcéreuse.* — M. Dubuc, dans sa Thèse de 1864 sur les syphilides malignes et précoces, distingue trois variétés :

*a.* — La syphilide maligne précoce puro-crustacée ulcéreuse, comprenant les formes : pemphigus neo-natorum, impétigineuse, confluente, ecthymateuse profonde et rupiforme.

*b.* — La syphilide maligne précoce tuberculo-crustacée ulcéreuse (très-rare) dure 5 ou 6 mois et se termine par l'érysipèle ou la cachexie dans un certain nombre de cas.

*c.* — La syphilide maligne précoce tuberculo-ulcérante gangréneuse. Inutile de dire que dans ce dernier genre de syphilides, les phénomènes généraux graves sont la règle.

— Qu'un malade ait l'une quelconque des trois variétés, ses membres inférieurs sont presque toujours les derniers atteints, les éléments éruptifs sont plus larges que nombreux, ils n'affectent aucun mode régulier de groupement, ils sont comme des gouttes de peinture qu'on jetterait sur une toile. « Dans les syphilides ulcéreuses tardives, au contraire, on les trouve disposés sous forme d'arcs de cercles, de cercles, d'ellipses, de lettres de l'alphabet. »

Dans ces formes malignes et précoces la période secondaire coexiste le plus souvent avec l'accident primitif, et en peu de temps, 5 ou 6 mois, surviennent les manifestations ulcéreuses tertiaires.

— Le professeur Verneuil a décrit une ulcération tertiaire, *l'ulcus elevatum tertiaire*, qu'il a appelée ainsi à cause de l'élévation de ses bourgeons au-dessus du plan des parties saines.

Il a découvert cette forme clinique en 1877 (Gaz. des hôpitaux, n° 48), et il en parle de nouveau (Gaz. des hôpitaux) en 1882.

Le mal débute par des ulcérations de petite étendue, se réunissant ou non. Puis le fond s'élève donnant lieu à une tumeur indolente, à surface recouverte de bourgeons charnus, à base ferme, élastique, adhérente aux parties sous-jacentes.

Elles siègent à la partie moyenne de jambes non phlébectasiées. La marche est lente, la plaie indolente, sans tendance à l'hémorrhagie, ce qui la distingue de l'épithélioma.

*Syphilide ulcéreuse héréditaire.* — La notion de l'apparition très-tardive de la syphilis héréditaire est due en France à M. le professeur Fournier.

Parmi les observations que nous donnons, un homme atteint de syphilis héréditaire présente des manifestations ulcéreuses à l'âge de 48 ans, et une femme à 54 ans.

Plus souvent ces syphilides apparaissent de meilleure heure dans les premières années de la vie. Voir le moulage 414, vit. 117 (C F). « Elles ont, dit Parrot, dans la Gaz. des hôp., 1877, des sièges invariables, se développant aux membres inférieurs, le plus souvent sur les cuisses et les fesses et, dans quelques cas très rares, sur les jambes, au niveau des mollets. Elles ne présentent au premier abord rien de bien régulier, mais ce qui les caractérise surtout, c'est qu'elles ressemblent exactement à ces sillons que creusent les vers dans certaines étoffes. Les bords de ces ulcérations sont en effet taillés à pic, le fond présente quelquefois une coloration un peu grisâtre, mais le plus habituellement, il a cette teinte abricot, saumon, dont je vous ai déjà parlé ».

*Syphilis chez les vieillards.* — MM. Terrier et Luc écrivent dans la Revue mensuelle de Chirurgie de 1881 :

« Les lésions, par rapport à ce qu'elles sont chez l'adulte, ont un aspect insolite ; il s'agit le plus souvent des gommes de la peau et du tissu cellulaire sous-cutané.

L'ulcération suite de gomme ne se fait qu'au bout de plusieurs mois, la cicatrisation est longue à s'opérer. Les cicatrices sont spéciales. Les téguments qui les recouvrent sont très pigmentés, déprimés en entonnoir, adhérent par son sommet aux tissus sous-jacents », dans quelques cas, plis radiés.

Il y a des altérations osseuses, concomitantes, une ostéite à forme condensante, des exostoses et des douleurs ostéocopes ; par contre il peut y avoir des gommes osseuses.

Nous citons le cas d'une malade de 49 ans, Emilie P... qui, après une syphilide gommeuse, a fait une lésion gommeuse osseuse, « suivie de nécrose par ostéome gommeux (prof. Fournier). »

MM. Quinquaud et Ullmann ont publié, sur le même sujet, un travail dans les Annales de Dermatologie de 1881, pages 247 et 502. Ils ont noté la lenteur de la résolution gommeuse, même sous l'influence d'un traitement rationnel, et des poussées successives à périodes plus ou moins éloignées, s'il s'agit de syphilides ulcéreuses circonscrites.

Les fonctions des systèmes viscéraux et des systèmes cérébro-spinal peuvent être assez souvent compromises. »

Tout ce qui a été dit a trait à des malades seulement syphilitiques, chez lesquels il n'existait pas de varices.

Voyons maintenant quelle influence sur les symptômes, sur la marche et sur le pronostic peut avoir la varicose.

Occupons-nous des ulcères syphilo-variqueux de M. le Prof. Fournier, des ulcères hybrides, comme disent quelques auteurs; nous préférons le premier terme dont nous nous servirons exclusivement dans notre description.

# ULCÈRES SYPHILO-VARIQUEUX

Nous avons déjà dit que nous définissions l'ulcère syphilo-variqueux, bâtard, suivant l'expression de M. le professeur Fournier, d'après les conclusions de M. Broca dans le chapitre « Syphilis variqueuse et ulcères multiples de jambe », de sa thèse, « un ulcère qui a les caractères des ulcérations syphilitiques de jambes ». Des ulcères d'origine éruptive ou d'origine phlébitique simulent en effet les ulcérations tertiaires.

Nous verrons ces derniers plus tard.

Quant aux premiers, nous savons qu'ils comprennent, pour M. Broca, l'eczéma, l'ecthyma simple et l'ecthyma syphilitique, la gomme ayant la même origine.

Parmi les ulcères d'origine non éruptive, l'ulcère variqueux peut simuler une syphilide tertiaire ulcéreuse, soit que la varicose seule entre en jeu, soit, ce qui est le cas le plus ordinaire, que la syphilis ait été contractée par un sujet atteint précédemment d'ulcères variqueux ou de varices non ulcérées.

On conçoit que les varices aient un rôle modificateur sur les syphilides ulcéreuses ou sur les syphilides gommeuses ulcératives et inversement, que la syphilis imprime son cachet aux manifestations variqueuses ulcéreuses se montrant chez un malade syphilitique et variqueux.

Deux cas peuvent se présenter :

1° La syphilis a pu être contractée avant l'apparition des ulcères variqueux et alors de deux choses l'une :

Ou bien cette infection peut modifier le caractère des plaies variqueuses — ou bien elle n'a aucune influence sur l'évolution de ces plaies.

II° La syphilis a pu être contractée après l'apparition des ulcères variqueux, et alors :

Ou bien la syphilis sera influencée dans ses manifestations ulcéreuses par des antécédents de varicose ulcéreuse — ou bien elle gardera dans cette même période de son évolution les caractères qu'elle aurait présentés étant seule et sans laisser de part au rôle modificateur possible des varices sur elle.

La varicose et la syphilis évoluant seules, chacune sans intervention de l'autre affection coexistante, rentrent l'une dans le cadre des ulcères variqueux que nous décrivons plus loin, l'autre dans celui des syphilides ulcéreuses que nous venons de tracer.

La varicose et la syphilis pourront s'influencer l'une l'autre de deux façons :

Soit *simultanément*, c'est-à-dire que l'ulcère à la fois syphilitique et variqueux ne sera ni l'un ni l'autre ; c'est l'ulcère hybride syphilitico-variqueux du professeur Verneuil et de M. Broca, l'ulcère syphilo-variqueux ou bâtard de M. le professeur Fournier.

Soit *successivement*, c'est-à-dire qu'on aura affaire tantôt à un de ces « ulcères hybrides qui commencent chez un syphilitique par des gommes et se terminent par un ulcère variqueux », le sujet n'ayant pas eu primitivement, et dans la grande majorité des cas, de varicose ulcéreuse — tantôt à un ulcère variqueux qui ultérieurement se terminera par une manifestation spécifique ulcérative, le sujet ayant contracté la syphilis assez souvent après avoir vu ses varices s'ulcérer.

Tel est le plan théoriquement possible que nous avons cru devoir adopter. Mais rencontre-t-on, dans la clinique, des malades se rapportant à chacun des cas précédents ?

Les recherches bibliographiques sur l'ulcère syphilo-variqueux sont des plus courtes. Le professeur Verneuil parle le premier d'hybridité syphilico-variqueuse.

M. Lorimy ne dit rien de l'hybridité. MM. Mirpied et Nepveu parlent bien plutôt de l'ulcus elevatum tertiaire.

Sur trois observations formant la seconde variété de ce

dernier auteur, variété « d'ulcère perforant le derme et pouvant intéresser jusqu'aux gaînes synoviales et aux os, une seule porte des varices marquées » et il termine ainsi :

« La syphilis en se combinant aux ulcères variqueux échappe parfois aux légitimes soupçons du médecin ; cependant il est certaine forme que cette hybridité même ne pourrait parvenir à céler.

« Ce sont ces innombrables perforations de la peau, ce sont ces ulcères perforants qui mettent à nu les muscles, les os, les synoviales tendineuses : ce sont aussi ces ulcères végétants (ulcus elevatum tertiaire de Verneuil), ce sont ces ulcères accompagnés d'hyperostose syphilitique des os que le traitement mixte seul guérit » (Revue de chirurgie, 1884).

La thèse de M. Broca (1886) a fait époque dans la question. Elle consacre un long chapitre, intitulé : « Syphilis variqueuse et ulcères multiples de jambe, » où l'auteur, après quelques considérations historiques, distingue cliniquement les ulcérations cutanées procédant de gommes syphilitiques ou d'ecthyma syphilitique (ce dernier, secondaire ou tertiaire, modifié sur les membres variqueux).

« La syphilis semble sommeiller, et au bout de plusieurs années, sans se révéler par d'autres manifestations, elle affirme sa puissance en créant une gomme sur une jambe variqueuse. Dans l'observation 68, comme dans l'observation 69, l'ulcération a l'aspect habituel aux lésions gommeuses, mais déjà les varices agissent. Dans la première, on est en droit de leur reprocher la lenteur de la guérison ; dans la seconde, l'affection a eu sur place plusieurs atteintes successives. » Et plus loin : « Ces récidives incessantes s'observent surtout lorsque les troubles circulatoires sont suffisants pour que les ulcères spécifiques aient pris des caractères variqueux. » Notre observation N° 5 a trait à un malade qui offre des récidives incessantes qu'ont appelé les varices, une blessure de guerre, et deux ans plus tard une syphilis.

M. Nepveu parle de lui dans son travail de 1884, et sa plaie en est, en 1896, à sa dixième récidive.

Avant de passer aux symptômes, jetons un coup-d'œil sur nos observations.

La varicose est antérieure à la syphilis dans les observations 2, 3, 10, 13, 15, 16, 17, 18, 19.

La fiche 813 (Service de la Policlinique) de l'observation 15 indique la persistance d'un ulcère depuis cinq ans, qui a duré jusqu'en avril ; jusque-là pas de traitement spécifique. En août, la malade revint après une absence de trois mois et demi, on lui donna de l'iodure. On ne dit pas si la malade était guérie en avril, si c'est à une récidive ou aux mêmes ulcères qu'on a eu affaire en août. Il est peu probable que les premières plaies aient été variqueuses, et les secondes (celles d'août), syphilitiques, en admettant, bien entendu, qu'elles soient différentes.

La malade de l'observation 16 est syphilitique depuis quinze ans environ, un ulcère est survenu il y a seize mois, et il y a huit mois, récidive in situ. Nous n'avons pu savoir le traitement qu'elle a suivi alors. Donc ici encore, renseignements incomplets. L'observation 18, un de nos plus beaux cas de syphilide gommeuse ulcérative (syphilis ignorée), est celle d'un malade qui a subi probablement la résection de la saphène gauche. Il a eu peut-être alors un ulcère variquéux.

La syphilis s'est montrée avant les varices ulcérées dans les observations 4 et 9. Nous ne comptons pas les observations 6 et 7 de nos deux syphilitiques héréditaires.

Aucun renseignement dans les observations 9, 12, 11, 14, quoique cependant dans les deux dernières l'ulcère variqueux paraisse antérieur à la spécificité.

*Symptômes.* — Les ulcères syphilo-variqueux ont les caractères des ulcères syphilitiques, avons-nous dit, d'après M. Broca. Les varices se tiennent-elles à leur rôle localisateur, les ulcérations ont le type tertiaire pur. Mais sur les placards de dermite hyper-trophique, les gommes franches sont rares.

L'observation 10 a des ulcérations multiples, d'aspect spécifique typique, siégeant au tiers moyen et au tiers inférieur.

En est-il toujours de même ?

Nous pensons, comme M. Broca, que la dermite est plus étendue
quand les ulcères ont moins nettement l'allure spécifique. Les
observations 16 et 17 montrent toutes deux des ulcères multiples
au tiers inférieur et à la face interne du seul membre inférieur
atteint dans chaque cas ; dans la première on constate un aspect
cupuliforme des plaies et des bords en falaises ; la seconde montre
un contour irrégulier des plaies qui n'ont pas une configuration
méthodique.

M. le professeur Fournier dit que « la zone maculeuse et infiltrée de l'ulcère gommeux est toujours limitée à une étendue relativement très restreinte » (Leç. clin. du 18 déc. 96).

L'observation 9 présente une ulcération peu profonde, à bords
peu taillés à pic et une zone de dermite où la pigmentation
brunâtre est intense et étendue.

En somme les ulcères syphilo-variqueux, s'ils ont la majeure
partie des caractères syphilitiques, ne les possèdent pas tous ;
tantôt c'est un *bord* qui n'est pas taillé à pic, tantôt un *contour*
irrégulier, dans quelques cas le *fond* n'est pas celui de l'ulcère
gommeux (Obs. 71, 77, 79 de M. Broca. — Obs. personnelle n° 9) ;
dans d'autres cas enfin, c'est la *périphérie* qui n'a pas l'aspect
syphilitique, c'est le ou plus souvent les ulcères qui sont entourés
de dermite intense. L'ulcère syphilo-variqueux est aussi souvent
multiple que l'ulcère variqueux non récent est unique ; la *multiplicité* sera à notre sens un signe diagnostique de haute valeur. Le
*siège* n'est pas indifférent comme dans les syphilides ulcéreuses,
mais il est loin d'être localisé toujours à la partie inféro-interne de
la jambe.

Si dans nos observations 5, 9, 16, 17, 20 on les trouve à la face
interne et à la partie inférieure des membres, les observations 4,
6, 7, 19, 22 montrent des ulcérations du tiers moyen, d'autres peuvent se rencontrer à la partie externe et inférieure (Obs. 12).

L'*état général* est le même que dans l'ulcère variqueux, indolence locale de la plaie qui n'a aucun retentissement sur la santé de l'individu.

Les *fausses ankyloses tibio-tarsiennes* se rencontrent ainsi que les *troubles trophiques des ongles des orteils*. La *démarche* est pénible, traînante. Les *réflexes* sont plutôt exagérés du côté malade.

Les *troubes sensitifs* existent au niveau de la dermite ou même du tissu de cicatrice qui a remplacé l'ulcère.

« Les ulcères ont pour origine des éléments éruptifs auxquels la nutrition vicieuse de la jambe a communiqué une marche destructive » (Th. de M. Broca, page 109).

— Mais à côté de la syphilide gommeuse ulcérative on voit souvent aussi l'*ecthyma spécifique* devenir le début d'ulcère chez un sujet syphilitique et variqueux. Son aspect va-t-il être modifié? Sa profondeur peut être diminuée comme dans l'observation n° 74 de M. Broca — et celle n° 2 de notre thèse.

Il est recouvert d'une croûte brune, parfois ostréacée, rupioïde, enchâssée dans la peau. Mais l'ulcère de l'ecthyma reste circulaire; son siège est toujours à la face antérieure du tibia, où elle se présente plus souvent en groupe que disséminée.

Nous verrons au diagnostic la difficulté qu'il y a à reconnaître les ecthymas entre eux et nous parlerons aussi de l'ulcère du professeur Verneuil.

Ces lésions simulent les ulcères spécifiques et par suite les ulcères *bâtards* syphilo-variqueux qui leur ressemblent par tant de points.

Nous aurions voulu pouvoir suivre le plan qui nous semblait le meilleur, mais, faute d'observations à l'appui, nous avons dû nous contenter de la description d'un type commun d'ulcère bâtard, qui, s'il copie souvent la vérole, se rapproche dans des cas assez nombreux de l'ulcère variqueux (par la dermite, par ses bords, etc.).

Nous ne voulons pas terminer cette courte étude sans citer l'opinion de notre Maître.

« Les lésions syphilitiques, alors qu'elles viennent à se greffer sur un membre variqueux, et surtout chroniquement variqueux, peuvent subir des modifications.

» Il est évident que, dans ces conditions, ce qu'on peut appeler la forme pure, la forme franche de ces lésions doit être et est, en effet, plus adultérée que l'état morbide, voire par les altérations déjà acquises de ce membre.

» C'est ainsi que, dans le cas de cet ordre, elles offrent des bords plus durs, une aréole pachydermique plus ou moins étendue, un fond d'aspect vineux, alors que leur bourbillon propre est éliminé, et tout un ensemble de caractères *bâtards* qui sont la conséquence bien naturelle de l'association des lésions syphilitiques à des lésions préalables d'ordre variqueux. » (Extrait de la clinique sur l'ulcère variqueux de la jambe, qui nous a été communiquée par notre maître).

---

*Marche, évolution.* — L'une et l'autre découlent de notre plan du début. Ou bien la syphilis et la varicose évoluent comme si chacune d'elles était seule, ou bien elles s'influencent et, suivant le moment de la vie de l'individu sur lequel elles se présentent, soit l'une, soit l'autre, l'une des deux s'éloigne plus ou moins de la seconde affection, et aussi parfois la simule.

Les cicatrices que fournissent les ulcères bâtards ont une auréole pigmentée souvent plus intense et, lorsqu'elles sont jeunes, elles sont circonscrites par une dermite souvent plus durable que celles des ulcères syphilitiques.

Au bout d'un certain temps, elles finissent par devenir blanchâtres, gaufrées, restant plus ou moins déprimées, ou de niveau avec les parties saines (ce qui est le cas de beaucoup le plus fréquent), avec un contour en arcades dont chacune aurait une ligne un peu moins régulière que dans la syphilis vraie. Du reste, comme elles figurent la disposition et l'étendue des plaies auxquelles elles ont succédé, il est inutile d'insister davantage.

La *durée* de l'ulcère bâtard est plus longue que celle de l'ulcère syphilitique vrai, elle est de 3 mois dans l'obs. 15, de 5 mois dans l'obs. 12, de 8 mois dans l'obs. 6, et ce temps ne comprend que le séjour à l'hôpital.

Cette dernière présente à la fois la lenteur de la guérison et la fréquence des récidives; de même l'obs. 5 et l'obs. 10, notre plus beau cas. Il s'agit d'une syphilide tertiaire ignorée à allure phagédénique qui a guéri en 2 mois 1/2.

*Formes cliniques.* — Nous n'avons pu distinguer nettement dans nos observations quelles formes cliniques pouvaient revêtir les ulcères hybrides. Nous avons dit au début de cette étude ce que la théorie permettait d'entrevoir qui pût se réaliser en pratique, en clinique.

# ULCÈRES PHLÉBITIQUES

Nous venons de parler des ulcères syphilitiques, puis de ceux dans lesquels entrent en jeu simultanément ou successivement syphilis et varices. Avant d'entreprendre l'étude des ulcères variqueux chez des malades non spécifiques, nous allons tâcher de montrer que, sans être atteint d'une affection constitutionnelle (syphilis ou varices en ce qui nous concerne), mais, qu'à la suite d'une maladie infectieuse compliquée de phlébite, un sujet peut avoir du fait de cette complication un ou plusieurs ulcères simulant par leurs caractères objectifs des ulcérations syphilitiques.

Ces ulcères, M. le professeur Fournier les a appelés *phlébitiques*. Nous donnons plus loin leur définition.

Survenant ordinairement à la suite d'une phlébite aiguë en dehors de toute atteinte de varicose et de syphilis (5 cas sur 8), ils peuvent coexister avec des varices (observations 28 et 29) et dans un cas (obs. 22) nous avons trouvé l'association d'ulcère phlébitique, de varicose et de syphilis.

Nous rappelons qu'on a signalé une phlébite des syphilitiques avec laquelle il ne faudrait pas confondre le cas précédent. Cette phlébite, due à l'infection spécifique, a été signalée par MM. Talamon, Neumann, au cours de la syphilis secondaire. M. Richard d'Aulnay parle, dans les Ann. de derm. de juillet 1896, d'un malade syphilitique chez lequel il a constaté pleurésie, phlébite et ictère.

Il ne signale pas d'ulcérations pouvant être rapportées à la phlébite.

Nous avons trouvé les ulcères phlébitiques dans des cas de pyrexie infectieuse compliquée de phlébite aiguë.

Dans 5 cas, nous avons noté la fièvre typhoïde, et une

fois la fièvre puerpérale, la fièvre scarlatine ou les fièvres intermittentes.

L'historique de la question sera court.

Nous avons cherché dans les dictionnaires si les ulcères consécutifs aux phlébites infectieuses avaient été signalés ; nous n'avons recueilli aucune indication.

C'est notre maître qui, le premier, a parlé d'ulcérations métatyphiques dans sa communication du 10 mars 1892 à la Société de dermatologie. Aussi est-ce sur ses conseils que nous intercalons dans notre thèse cette variété d'ulcères simulant les ulcérations syphilitiques.

En 1890, fin décembre, un convalescent de fièvre typhoïde grave sort de l'hôpital pour aller à Vincennes « avec des jambes enflées comme des poteaux, » dit l'observation de M. le docteur Hudelo, alors chef de clinique. Moins de trois semaines après, ulcérations des deux jambes ayant succédé à 5 ou 6 plaques rouges visibles depuis quatre jours sur chacun des deux membres inférieurs.

De février à septembre 1891, les plaies augmentent. Ce dernier mois, il y a de l'amélioration à la suite de pansements au sublimé, puis au salol, qui amènent même une guérison partielle. Mais en février 1892, récidive et entrée dans le service de M. le professeur Fournier.

Il présente à son entrée et sur chaque jambe une ulcération intéressant presque tout le pourtour du tiers inférieur. Elles ont un contour polycyclique « qui montre nettement que la plaie est formée par l'agrégation d'éléments arrondis. » Les bords sont entamés, mais le fond est faiblement excavé, non bourbillonneux.

Autour de l'ulcération principale, sont des ulcérations plus petites. Au bout d'un mois d'application de compresses boriquées, et sans traitement ioduré, le malade est très amélioré.

Quelle est la nature de cette ulcération, se demande notre

maître ? « On ne trouve pas de syphilis héréditaire, il nie la syphilis ; pas de traumatisme. Il nous semble donc rationnel d'admettre que la fièvre typhoïde a pu servir de cause, soit directe, soit indirecte à la genèse de ces ulcères. Est-ce là un accident typhique à proprement parler, dérivant en ligne droite de l'infection typhique ? Nous ne saurions le dire et cela nous paraît peu probable. Il est plus légitime de croire qu'il s'agit simplement d'une ulcération méta-typhique, c'est-à-dire ayant succédé à la fièvre typhoïde, s'étant produite immédiatement dans la convalescence de cette fièvre et sous l'influence probable d'une atteinte grave à l'économie, soit par l'infection typhique elle-même, soit par la détérioration de l'organisme, la dénutrition consécutive à une infection violente et à un séjour très prolongé au lit. » (Ann. de derm. 1892).

L'ulcère phlébitique « arrive sans concomitance des varices et relève d'une intoxication générale. La partie thrombosée s'empâte et ainsi se crée une prédisposition à l'ulcération dont nous ne connaissons pas encore la pathogénie. » (Note verbale de M. le professeur Fournier).

Enfin à la clinique du 15 décembre 1896, de notre maître, nous avons recueilli les notes suivantes à propos du malade qui fait l'objet de l'observation N° 27.

« A ne parler que des ulcérations se rapportant au système veineux, deux classes :

*a*. — Ulcérations variqueuses par dilatation progressive, chronique des varices.

*b*. — Ulcérations sans varices, plus rapides, sous l'influence d'une phlébite aiguë.

A propos d'un état quelconque, il se fait une phlébite infectieuse. La veine s'oblitère, la circulation est rendue difficile, il y a stase sanguine. Le membre devient très vulnérable ; sous une influence quelconque, un coup, la plupart du temps, une érosion se fait, puis une excoriation se produit.

Au début il y a quelquefois un phlegmon périphlébitique. »

C'est d'après ces quelques lignes que nous avons déjà donné la définition de l'ulcère phlébitique.

Nous la rappelons et nous disons que *cet ulcère se produit sous l'influence d'une phlébite aiguë chez un malade ne présentant pas de varices.* L'étiologie a été magistralement indiquée par M. le professeur Fournier dans la note précédente.

Nous laissons de côté la pathogénie pour l'instant. Arrivons aux symptômes et tâchons de les esquisser. Nous allons voir ensuite si, parmi nos observations, les caractères objectifs des ulcères phlébitiques sont différents dans la fièvre typhoïde, de ce qu'ils sont dans les autres pyrexies et si la syphilis ou les varices, séparées ou réunies, peuvent les modifier.

Retenons ceci de l'observation 23, citée à grands traits au commencement de ce chapitre :

*Lésions des deux jambes.*

*Localisation indifférente,* semble-t-il. *Récidive.*

*Ulcérations multiples, polycycliques.*

Ce sont des caractères d'ulcères spécifiques.

Seul le fond grisâtre, faiblement excavé, non bourbillonneux, permet d'hésiter.

Prenons un à un les caractères objectifs des ulcères que nous rencontrons sur nos cinq sujets ni syphilitiques ni variqueux.

*Nombre.* — Les ulcères sont multiples 4 fois sur 5.

*Siège.* — Les deux jambes sont intéressées s'il y a eu phlébite double (obs 23), mais dans la grande majorité des cas, la phlébite est simple et siège à gauche. Nos ulcères seront donc de ce côté (obs 24, 25, 26, 27). Les ulcères paraissent devoir siéger rarement au tiers supérieur (obs 23), on les rencontre de préférence à la moitié inférieure, partie antérieure, interne ou externe et aussi aux malléoles, à la malléole interne (obs. 25) ; à la malléole externe (obs. 26) ; le mollet est intéressé une fois (obs 26).

*Configuration.* — Les ulcères d'abord très-nombreux pourraient devenir coalescents jusqu'à donner à la plaie principale de l'observation 23 un aspect polycyclique. Personnellement nous n'avons qu'un cas de coalescence (obs. 24) ; d'ordinaire les ulcères, au nombre de 3 à 5 et d'une surface de quelques centimètres carrés, disséminés ou groupés, ont une forme qui semble n'avoir rien de constant ; tantôt régulière (obs. 27), tantôt irrégulière (obs. 24 et 25).

Les *cicatrices* représentent la dimension des ulcères dont elles affectent la forme : « A pourtour pigmenté brunâtre, à centre plus pâle, un peu nacré et gaufré, elles sont syphiloïdes » (obs. 23).

*Fond de l'ulcère.* — Il semble faiblement excavé, cupuliforme, d'aspect non bourbillonneux et de coloration grisâtre, il est plus ou moins bourgeonnant.

*Bords.* — Les bords sont entamés, épaissis et circulaires (obs. 23), un peu décollés par places, moyennement taillés à pic en d'autres (obs. 24) ou taillés à pic comme dans les syphilides (obs. 25). Ils semblent donc avoir des caractères variables avec la constitution de l'individu. L'étylisme joue peut-être un rôle en rendant les ulcères plus creux, mais nous n'avons pas ici de faits pour le démontrer.

*Périphérie.* — Elle paraît être le siège de pigmentation et de dermite plus souvent qu'on ne le voit dans les ulcères spécifiques. Dans un cas elle était douloureuse.

La zone périphérique de l'ulcère est moins large, semble-t-il, que lors de varicose où la jambe est bistrée, violacée, jaunâtre sur une si grande étendue ; en tous cas, nous ne nous rappelons pas avoir vu cette « cuirasse rigide, calleuse qui enlace une large partie du membre. » La jambe en bois des variqueux ne s'observe pas ici où les lésions sont passagères relativement, quoique sujettes aux récidives et où les troubles sont sous la dépendance d'une phlébite aiguë.

Sur les cinq observations précédentes il y avait un cas d'ulcère phlébitique imputable à une phlébite au cours de fièvres intermittentes et nous n'avons pas remarqué de différences objectives entre lui et les quatre autres dus à la phlébite suite de fièvre typhoïde.

Nous voyons dans l'observation 22 une malade qui a contracté uue scarlatine il y a 7 ans : la phlébite survint aussitôt après et de l'œdème s'installa qui rendit la jambe vulnérable. Aussi 5 ans plus tard, en 1894, un ulcère se montra qui se guérit en moins d'un an et au cours d'une grossesse. Notre malade est variqueuse et elle vient pour une ulcération ayant débuté par une bulle. Le traitement est institué, la malade guérit par l'iodure de potassium.

En l'interrogeant avec soin, on apprend d'elle que le traitement antisyphilitique a été institué pour son premier ulcère. Prédisposée par sa phlébite et par sa syphilis aux manifestations ulcéreuses, elle a eu une ulcération spécifique et non pas phlébitique.

Mais l'ulcère a-t-il été nettement spécifique ? les bords ne sont pas taillés à pic, il y a de la dermite assez marquée ; par contre la plaie siège à la partie moyenne de la jambe et elle est constituée par une série d'arcs de cercles.

Cet ulcère rentre peut-être dans la catégorie des plaies syphilo-variqueuses chez une malade atteinte de scarlatine, de phlébite consécutive, et d'œdème qui est une prédisposition si connue pour les ulcérations.

L'observation 28 (fièvre typhoïde, phébite gauche et varicose), peut être à notre sens interprétée de la façon suivante :

Sur un terrain variqueux survient une fièvre typhoïde accompagnée de phlébite. Un an après, ulcère, et depuis lors (il y a 13 ans), persistance de cet ulcère à la malléole interne gauche. Ne semble-t-il pas que la phlébite ait ouvert la porte à la varicose ulcéreuse ; l'ulcère d'abord aigu (qu'on nous pardonne cette expression) dérivé d'une phlébite aiguë, est devenu chronique et sous la dépendance de la varicose constitutionnelle.

L'observation 29 (fièvre puerpérale, phlébite double, varices) montre une pigmentation légère de la face antéro-externe des deux jambes.

En 1890, phlébite et œdème consécutif ; en 1894, premier ulcère ; en 1896, récidive.

Ici nous ne savons quel rôle attribuer aux varices.

Il y a des troubles thermiques au pied et à la jambe, au niveau des ulcères actuels et des cicatrices anciennes.

Les réflexes sont exagérés, mais il n'y a pas d'altérations des orteils, que l'on rencontre si fréquemment dans la varicose. Nous croyons, et c'est la conclusion que nous tirons des faits précédents, que l'ulcère phlébitique se modifie quand il est en présence d'une affection constitutionnelle et qu'il lui cède presque complètement la place, rendant peut-être son évolution un peu moins typique. Sous l'influence de la phlébite une manifestation syphilitique se fera ulcéreuse et la varicose agira de même. Nous ne pouvons pas non plus distinguer un ulcère phlébitique suite de typhoïde d'avec un autre consécutif à une phlébite appelée par une pyrexie différente.

Cette uniformité de caractères, malgré des causes diverses en apparence, pourrait peut-être trouver une explication dans les travaux de M. Vaquez.

« Dans la phlegmatia puerpérale, c'est le streptocoque qui est l'agent producteur de cette complication. La thrombose consécutive à la fièvre typhoïde n'est pas due au bacille d'Eberth », dit cet auteur.

Peut-être phlébite, trombose et ulcère ne reconnaissent-ils qu'une seule et même cause qui pourrait être une infection secondaire, par exemple, favorisée par la déchéance de l'organisme. Aussi les manifestations ulcéreuses seraient-elles identiques.

— Au point de vue fonctionnel nous n'avons constaté ni douleur (sauf si le cordon phlébitique est encore un peu dur, ce qui arrive chez une de nos malades), ni prurit, ni phénomènes généraux.

Au point de vue de l'évolution et de la durée nous avons recueilli les renseignements suivants :

La phlébite a duré 3 mois (obs 24) et jusqu'à 6 mois (obs. 29). Les premiers ulcères se sont montrés aussitôt après (obs. 23, 24), un an, 27 mois, 5 ans après l'infection (obs. 28, 26, 22).

Dans un cas où la phlébite s'est montrée dans la seconde semaine de la pyrexie (obs. 27), l'ulcère n'est survenu que 7 mois plus tard.

Les ulcères phlébitiques paraissent sujets aux récidives : une récidive (obs. 23) ; trois récidives (obs. 24) ; une récidive (obs. 26, 27, 29).

Disons enfin, pour réparer un oubli, que nous avons trouvé deux fois des réflexes patellaires exagérés ; dans deux cas l'articulation tibio-tarsienne gauche avait des mouvements moins étendus que celles du côté opposé ; la dystrophie unguéale n'existait pas dans les deux seuls cas où on ait pensé à la rechercher.

# ULCÈRE VARIQUEUX

Nous allons suivre dans notre description la leçon clinique de notre maître, qui a bien voulu nous communiquer ses notes.

1° *Siège*. — « L'ulcère variqueux a un siège affectionné, un siège de prédilection, sur les membres inférieurs. Il en occupe le segment le plus déclive, le segment inférieur, et là il siège le plus souvent du côté interne ».

On en a cependant trouvé partout, nous-même en avons observé au niveau de la malléole externe, à l'union du tiers moyen et du tiers inférieur, d'autres à la partie antéro-externe de la jambe.

2° *Nombre des lésions*. — « Ainsi que l'a fort bien indiqué M. Broca, sans doute l'ulcère variqueux peut être multiple à ses débuts, comme multiples sont les foyers d'eczéma variqueux dont il dérive... Ces diverses ulcérations primitives se réunissent bientôt, deviennent coalescentes et aboutissent à se fusionner, si bien que l'ulcère variqueux constitué est sinon constamment et dans tous les cas habituellement, très habituellement unique ».

3° *Configuration*. — « Il est bien vrai que l'ulcère variqueux débute par une ulcération arrondie, que plus tard il présente un graphique arciforme, par fusion de plusieurs lésions arrondies ; il n'en est pas moins indéniable qu'on le voit quelquefois, à sa période adulte, présenter une forme plus ou moins circulaire, ou plus fréquemment encore, elliptique à grand axe vertical ; mais à ne parler que des cas les plus usuels, il est tout aussi incontestable qu'en général il n'affecte pas de forme particulière, qu'il est le plus habituellement irrégulier de contour. Somme toute il n'a pas de configuration méthodique. Voilà le fait ».

4º *Caractère du fond des ulcérations*. — « Très variable d'aspect assurément, se présente le fond de l'ulcère variqueux, et cela suivant les conditions multiples telles que dates d'origine, pansements ou absence de pansements, irritation par incurie, topique excitant, cautérisation, fatigue, marche, complications diverses, etc., aussi tantôt il est rouge, violacé, vineux, tantôt rosé et atonique, tantôt grisâtre, pultacé, sanieux, etc. L'ulcère variqueux véritable « ne se présente jamais recouvert de croûtes. Les bords de l'ulcère variqueux ne sont que rarement entaillés à pic, découpés nettement. Le plus souvent ces bords sont faits en biseau, c'est-à-dire descendant en pente plus ou moins oblique, en pente douce, de la surface des téguments sains vers le fond de l'ulcère. »

« Jamais l'ulcère variqueux ne se présente avec un enduit de crème jaunâtre ou jaune verdâtre formant une couche continue sur le fond de la plaie. »

5° *Caractère des bords et de la zone tégumentaire périphérique*. — Les bords des ulcères variqueux sont infiltrés et dans une zone infiniment plus étendue que dans la syphilide gommeuse. » Cette zone mesure plusieurs centimètres, elle est constituée par une véritable nappe d'infiltration pachydermique.

« Autour d'un ulcère variqueux existe toujours une étendue plus ou moins considérable de téguments malades, alors surtout que cet ulcère date déjà d'un certain temps. » On voit « une zone infiltrée ou bien rouge, eczématoïde, ou bien simplement maculeuse jaunâtre, mais dans l'un et l'autre cas, épaissie, indurée, constituant ce qu'on appelle une *dermite fibreuse hypertrophique* avec une zone pachydermique en un mot. Dans toute cette zone, la peau est dure sous le doigt, adhérente aux parties sous-jacentes dont il est impossible de la séparer, accolée, fusionnée avec ces parties et ne glissant plus sur elles : quelquefois cette zone est adhérente aux os sous-jacents qui peuvent être hyperostosés, hypertrophiés, et tout le muscle forme une sorte de bloc, dont les parties constituantes semblent toutes intimement soudées, confondues en une seule masse. Or, cette zone pachydermique rayonne souvent autour de l'ulcère dans une étendue de plusieurs centimètres, quelquefois encore elle occupe une bonne partie de la circonférence du membre, sans parler des cas où elle enlace tout le membre, entièrement, en lui constituant une sorte de cuirasse. »

*Marche. — Durée.* — En ce qui concerne la marche, nous n'avons pas à y revenir après ce qu'en a dit M. le professeur Fournier dans les symptômes que nous venons de voir.

La durée est extrêmement variable, elle est comprise entre plusieurs mois et plusieurs années. Nous en avons vu un cas à la malléole qui persistait depuis 13 ans.

*Formes cliniques.* — Peut-on décrire des formes cliniques de l'ulcère variqueux ? Nous ne pouvons considérer que comme des exceptions et non comme des formes bien établies les cas dans lesquels l'ulcère variqueux, même ancien, s'est présenté multiple à son siège habituel ou en un point anormal. Nous dirons aussi qu'on peut le rencontrer aux deux membres inférieurs.

*Lésions de voisinage et phénomènes concomitants.* — Nous avons parlé, à l'anatomie pathologique, de l'eczéma variqueux et de la dermite qui, plus ou moins intense suivant le genre d'ulcères que présente le malade, se montre au clinicien.

Parlons maintenant de l'œdème.

« *L'œdème* qui chez les variqueux apparaît toujours tôt ou tard par le fait de la gêne circulatoire, prédispose à l'apparition de la dermite et de l'éléphantiasis, mais en règle générale, la dermite et l'éléphantiasis ne prennent naissance que consécutivement aux ulcérations et à l'eczéma.

Les ulcères, à la suite des irritations dont ils sont souvent le siège (station debout, marche, malpropreté), sont le point de départ d'une inflammation occupant probablement les réseaux lymphatiques et à la suite de laquelle il survient souvent de la lymphangite des troncs et de la tuméfaction dés ganglions qui restent volúmineux et durs. De même l'eczéma qui, à chaque poussée, est l'origine d'infiltration inflammatoire du derme accompagnée d'un léger œdème, est la cause de lymphangite également suivie de la tuméfaction et de l'induration des ganglions. »

Nous nous occupons de l'éléphantiasis au chapitre complications. Aux orteils, « l'*ongle* devient fibreux et strié dans le sens de sa longueur, présente deux ou trois ressauts transversaux dans sa hauteur ; il est terne, opaque, grisâtre, décomposé en stratifications multiples, souvent il s'épaissit brusquement, immédiatement au sortir de la matrice.... On retrouve assez fréquemment une disposition plus spéciale : l'ongle, au lieu d'être horizontal, se redresse, en s'excavant ou non, et devient presque vertical, son extrémité libre regardant directement en haut ». (Th. de M. Jeanselme, page 29).

Parlons maintenant des troubles thermiques ou sensitifs qu'on observe dans les ulcères, non pas seulement variqueux, mais dans les ulcérations en général.

Nous empruntons les descriptions suivantes à l'article Ulcère de M. Gilson (in Dict. de M. le professeur Jaccoud).

*Troubles thermiques.* — « Augmentation de 0°5 par rapport au côté sain, mais cela n'existe que dans la période inflammatoire. C'est ce qui ressort des recherches d'Auzilhon. Schreider, Gilson n'ont rien trouvé d'absolument confirmatif. »

M. Jeanselme a noté une différence de température appréciable à la main dans le cas de membres atteints de dermite hypertrophique ou d'éléphantiasis. « La cause de l'élévation de température réside dans le développement d'une véritable nappe sanguine de néo-vaisseaux, comme l'a montré l'examen histologique (Renaut).

*Troubles de la sensibilité.* — Ils sont notés dans les travaux de M. Auzilhon (1873), de M. le professeur Terrier et de son élève, M. Séjournet (1877), de M. Schreider (1883).

« La sensibilité thermique, dit M. Gilson, est la première atteinte.

I°. — *A la surface de l'ulcère*, l'exploration est difficile, quelquefois la piqûre ne provoque pas de douleurs, mais la pression avec le doigt ou la tête d'une épingle est toujours douloureuse.

II°. — *Immédiatement autour de l'ulcère*, la sensibilité est toujours atteinte. Thermesthésie d'abord atteinte. Les corps froids provoquent la sensation d'un corps tiède ou même chaud. Un corps incandescent est senti comme très chaud, mais il y a retard dans la perception.

La zone de l'anesthésie thermique est variable.

La sensibilité douloureuse est moins souvent atteinte.

Ordinairement l'anesthésie siège autour de l'ulcère ; elle est complète ou sous forme de parésie; plus rarement, retard dans la perception douloureuse.

Quelquefois erreur de lieu, le malade rapporte la sensation de piqûre à 10 ou 15 centimètres de distance du point piqué.

— Sensibilité tactile très souvent atteinte sur l'ulcère même et sur les parties placées immédiatement autour.

Il faut frotter légèrement sur la surface de l'ulcère avec un corps de petit volume, la tête d'une épingle ou une allumette et comparer le côté sain au côté malade. Il ne faut pas explorer avec le doigt en exerçant la pression parce qu'alors on réveille la sensibilité profonde.

III°. — *Sur la cicatrice d'un ulcère variqueux*, la même perversion de la thermesthésie se rencontre, quelquefois fait aussi défaut mais presque jamais la sensibilité tactile.

La sensibilité profonde est presque toujours conservée au niveau de l'ulcère et sur les parties périphériques au même degré que sur les parties saines. ».

Des troubles nerveux peuvent exister surtout dans la syphilis. Nous avons observé dans un cas de syphylis héréditaire une paraplégie spasmodique, mais c'est une exception.

Ordinairement, outre les troubles thermiques signalés plus haut ainsi que les troubles sensitifs, on signale une modification des réflexes patellaires, le plus souvent dans le sens de leur exagération.

Le réflexe du côté malade est un peu plus brusque et un peu plus fort que celui de l'autre côté. Ces derniers troubles existent aussi bien dans l'ulcère variqueux que dans l'ulcère syphilitique ou dans l'ulcère bâtard.

# MARCHE. — DURÉE. — TERMINAISON

A propos de chacun des ulcères que nous devions décrire, nous avons parlé de la marche.

Nous avons dit également quelques mots de la durée.

D'autre part, nous avons écrit en quelques lignes que le diagnostic pouvait retirer un certain profit de la connaissance de la marche et de la durée des ulcères.

Quant à leur terminaison elle est très rarement fatale.

Durant toutes nos études médicales, nous ne nous rappelons pas avoir vu à la salle d'amphithéâtre un seul mort atteint d'ulcère, sauf plusieurs cas de suppurations étendues chez des varioleux. Cependant chez un vieux variqueux, alcoolique, athéromateux, la mort peut survenir par une altération scléreuse d'un viscère, et moins souvent par complication locale de la plaie.

Parmi les malades qui font le sujet de cette thèse, tous sont sortis guéris ou en bonne voie de guérison. Le séjour maximum a été de 9 mois pour une femme encore en traitement pour un ulcère dû à la syphilis héréditaire et à la varicose.

# PRONOSTIC

Le pronostic est bénin la plupart du temps, sauf dans le cas de complications (érysipèle ou gangrène).

Le phagédénisme guérit souvent par l'iodure quand il est d'origine syphilitique. S'il arrive dans une syphilide maligne et précoce, il doit donner l'éveil au point de vue des accidents cérébraux possibles ultérieurement. Aussi le traitement devra-t-il être ponctuellement suivi. La mort peut arriver par épuisement progressif.

Les plaies chez les vieillards ont moins de tendance à la réparation, mais une antisepsie modérée et intelligente pourra conjurer les accidents, les complications mortelles.

# COMPLICATIONS

Les ulcères présentent des complications qui, pour la plupart, d'entre elles, leur sont communes.

D'abord *l'inflammation*. L'ulcère est alors rouge, turgescent. La région malade est le siège d'un empâtement œdémateux « avec sensibilité, endolorissement, irradiations réflexes, douleurs dans le voisinage, accroissement de la sécrétion qui devient sanieuse, sanguinolente, fétide, et se charge souvent d'abondants détritus organiques, signe d'une fonte rapide des tissus » (Maladies vénériennes, M. Jullien).

Se rencontrant parfois dans la syphilis, elle semble être plus rare et surtout avec des phénomènes moins accentués dans l'ulcère variqueux, qui est essentiellement chronique. Nous ne l'avons pas observé dans l'ulcère phlébitique. « Quand, dit le même auteur, le processus revêt le caractère *érysipélateux*, on peut assister, soit à la guérison rapide des ulcères, soit à leur aggravation et à la production de nouvelles poussées. De plus, l'érysipèle peut emporter le malade, surtout s'il siège à la face.

La *gangrène* peut frapper secondairement les tissus ulcérés qui n'y sont pas moins exposés que toute autre plaie, mais on la voit aussi survenir d'emblée dans la syphilide tuberculeuse gangréneuse. Après s'être éliminée, la peau se sphacèle, et sous la forme d'une escarre noire et sèche laisse un ulcère, exposé lui-même à toutes les complications. C'est là une variété de la syphilis maligne (Bazin et Dubuc). »

M. le professeur Fournier a fait plusieurs leçons cliniques sur le *phagédénisme tertiaire*, entre autres une en 1879, publiée dans le Journal de médecine et de chirurgie pratiques (pages 256-261), il en parle dans ses considérations générales sur la syphilis tertiaire (année 1874, in Gaz. hebd. de médecine et de chirurgie) et aussi dans ses leçons sur les syphilides tertiaires (Gaz. des hôpitaux, 1887, Nᵒˢ 39, 40, 41, 44, 49). Ce sont ces dernières que nous suivrons. Le phagédénisme est superficiel ou profond.

« A. Le *phagédénisme superficiel ou serpigineux* marche par infiltration gommeuse progressive des bords qui, peu à peu, se ramollissent, s'ulcèrent à leur tour, se continuant ainsi avec l'ulcération primitive.

Ces ulcérations serpigineuses sont le plus souvent méthodiques dans leur évolution et procèdent ou par bandes circinées, sinueuses, ou par rayonnement centrifuge. Ce qui est alors remarquable, c'est de voir les caractères de leurs bords opposés. Au niveau des points où s'étend l'ulcération, les bords sont infiltrés, taillés à pic, saillants, tandis que du côté opposé, ils sont plats et marchent vers la cicatrisation. Dans le rayonnement centrifuge, l'aspect est le même.

Le centre est en voie de cicatrisation ou même cicatrisé, tandis qu'à la périphérie les bords sont ulcérés et infiltrés. Malgré le traitement et une amélioration sensible, il peut y avoir une poussée nouvelle qui envahit toute la région.

B. — Le vrai *phagédénisme, profond, térébrant*, envahit et détruit successivement la peau, la couche cellulo - adipeuse, les aponévroses, les muscles, les cartilages, les os qui s'exfolient, se carient (siège au nez, à la face surtout).

Il y a ou non des phénomènes douloureux concomitants, de la fièvre hectique, de la consomption. »

Il y a aussi une suppuration abondante et les hémorrhagies sont à craindre.

Le malade est très déprimé moralement, la mort arrive par épuisement progressif ou à la suite des complications locales de la lésion.

La *phlébite variqueuse* chronique par dilatation progressive s'observe dans quelques cas, plus souvent que l'angiolémite ou que l'érysipèle.

Billroth a décrit des ulcères récents et superficiels très douloureux qu'il a appelés éréthiques.

Les ulcères variqueux peuvent être *atoniques, calleux*.

Les *phlébites aiguës* ont parfois comme complication un phlegmon périphlébitique qui est le début de l'ulcère phlébitique.

La *phlébite chez les syphilitiques* a été également signalée. Nous avons vu que les *dermites* pouvaient compliquer les ulcères et de préférence ceux d'origine variqueuse. Rappelons aussi les *pigmentations* des membres variqueux et disons que celle de l'eczéma se produit assez rapidement sur des jambes atteintes de varicose.

Terminons en disant un mot de l'*éléphantiasis* qui se rencontre aussi bien chez les syphilitiques que chez les variqueux.

Nous empruntons les renseignements suivants à la thèse de M. Jeanselme. « C'est au niveau du cou de pied que l'augmentation de volume et la déformation atteignent leur plus haut degré ; en ce point, il n'est pas rare de constater une différence de 6 à 7 centimètres entre la circonférence des deux membres. L'articulation tibio-tarsienne est cernée par une zone circonférentielle saillante en forme de bourrelet qui masque latéralement le relief des malléoles, descend en empiétant sur le tarse et les régions sous-malléolaires et se termine en dessinant une sorte de guêtre sur l'avant-pied.

En arrière le bracelet hypertrophique est moins développé que dans les régions antéro-latérales, où il peut atteindre 8 à 15 centimètres de hauteur.

L'avant-pied est presque toujours très tuméfié, et cette augmentation porte non-seulement sur la face dorsale qui est élargie, bouffie et convexe, mais aussi sur la face plantaire dont l'excavation a plus ou moins disparu, sans qu'il y ait, bien entendu, surbaissement de la voûte osseuse. »

Nous avons noté l'hypertrophie des orteils ; disons que le valgus se montre quelquefois chez les vieux variqueux ; nous-même l'avons observé. Nous avons déjà dit que la fausse ankylose tibio-tarsienne limitait les mouvements actifs et même les mouvements passifs.

« L'œdème ne pouvant dilater les parties atteintes de dermite crée quelquefois par une augmentation du volume du membre au-dessus et au-dessous de lui une diminution de volume du mollet, en particulier causée par l'atrophie secondaire des muscles que bride et étrangle la rétraction dermique.

Quelquefois l'étranglement est limité au tiers inférieur de la jambe, il forme une sorte de mamelon ou même simplement d'anneau immédiatement au-dessus du renflement du cou de pied. »

# DIAGNOSTIC

Nous devons d'abord nous demander par quels signes on reconnaît un des ulcères qui font le sujet de notre thèse, d'où quatre questions auxquelles il nous faut répondre.

I⁰ L'ulcère est-il syphilitique ?

II⁰ L'ulcère est-il à la fois syphilitique et variqueux?

III⁰ L'ulcère est-il dû à une phlébite?

IV⁰ L'ulcère est-il simplement variqueux?

Nous nous étendrons un peu moins sur le *diagnostic positif*, ayant déjà traité longuement des symptômes de chacun d'eux, et y revenant en faisant leur diagnostic différentiel.

I⁰ *A*. L'affection est-elle syphilitique?

Nous passons sur les caractères objectifs des syphilides ulcéreuses. Nous savons que sans être une affection propre l'ulcère présente un aspect et une localisation qui n'appartiennent guère qu'à la syphilis. Le diagnostic est encore assez facile quand il n'y a pas de varices.

Dans les cas les plus douteux, « la coloration, la polymorphie, l'absence de prurit, la figuration des poussées éruptives, la forme des ulcérations et des cicatrices prendront une valeur pathognomonique si elles se trouvent réunies chez le même sujet.

Recherchons des stigmates de lésions syphilitiques antérieures ou concomitantes. Induration ardoisée, trace encore indélébile d'un chancre récent, soit une adénopathie caractéristique, soit une rougeur sombre comme tracée au pinceau sur les piliers du voile du palais, ou bien encore une iritis, une alopécie spéciale, des cicatrices et des exostoses qui montrent que l'éruption en litige est absolument syphilitique, du moins qu'elle a des chances d'en provenir.

La présence de cicatrices syphilitiques permet souvent de

reconnaître la nature non spécifique d'autres lésions moins profondes, car la syphilis ne remonte jamais son cours : sauf des cas
très rares de réinfection, une dermatose papuleuse par exemple ne
pourra être attribuée à la syphilis si elle coexiste avec la cicatrice
de gommes ou encore avec une syphilide plus profonde en voie
d'évolution » (MM. Rollet et Chambard, art. Syphilides ulcéreuses.
In Dict. des sciences médicales).

Plus loin, les mêmes auteurs ajoutent : « Une ulcération de
nature douteuse aura quelque chance d'être une gomme par ce
seul fait d'avoir été annoncée par des douleurs ostéocopes à exa-
cerbations vespérales et par contre l'absence de douleur à caractère névralgique peut servir à distinguer un ulcère gommeux d'un
ulcère cancroïdal.

*B.* — A quelle période de syphilis est le malade qui vient
consulter?

Cela découle de ce que nous venons de dire, et nous avons
affaire à une syphilide tardive, à un accident tertiaire.

Il faut, en outre, « tenir compte des antécédents du sujet, de son
âge, de la marche de l'affection et au besoin du résultat du traitement spécifique suivi de l'examen d'un fragment détaché de la
périphérie de la tumeur ou des bords de l'ulcère (MM. Rollet et
Chambard, loc. cit.).

*C.* — A quelle variété de syphilide a-t-on affaire?

Pour le *rupia*, ni la forme des croûtes, ni la profondeur des
ulcérations ne sont des signes différentiels, il n'y a que la coloration de l'aréole et la constatation de symptômes syphilitiques passés
ou présents qui puissent mettre sur la voie.

L'*ecthyma syphilitique*, moins douloureux que l'ecthyma vulgaire, a une tendance plus accusée à l'ulcération. Cette tendance se
retrouve dans l'ecthyma cachectique, mais les pustules de ce dernier ont une aréole plutôt violacée que cuivrée.

« Il est quelquefois difficile de savoir si une syphilide cutanée ou ulcéreuse a débuté par une bulle, une pustule ou un
tubercule. » (MM. Rollet et Chambard).

M. le professeur Fournier donne les caractères différentiels suivants entre les syphilides gommeuses, tuberculo-croûteuses et tuberculo-ulcéreuses.

« 1° Les bords de la syphilide gommeuse sont plus relevés, plus saillants et plus durs que ceux de l'ecthyma;

2° La forme de la lésion est plus régulièrement circulaire pour l'ecthyma, plus habituellement composée de segments de corde réunis pour la syphilide gommeuse;

3° La croûte est plus rocailleuse, plus régulière, moins compacte dans la syphilide gommeuse que dans l'ecthyma.

Le diagnostic est loin d'être toujours possible entre ces ordres de lésions » (d'après MM. Barthélemy et Balzer, article Syphilide, in Dict. de M. le professeur Jaccoud).

Nous parlons plus loin suffisamment des cas où les lésions sont ulcérées, nous les avons déjà, du reste, décrites aux symptômes.

Voyons maintenant, d'après la thèse de M. Dubuc, le diagnostic des syphilides malignes, précoces elles-mêmes, avec les syphilides ulcéreuses, circonscrites et tardives qui appartiennent à la forme commune.

« Semblables à ces dernières, sous le rapport de l'ulcération anatomique qui les constitue, les syphilides malignes précoces en diffèrent par la précocité de leur apparition, par leur généralisation et l'absence de groupement de leurs éléments primitifs, par l'engorgement du système lymphatique dont elles s'accompagnent, et par l'intensité des symptômes généraux auxquels elles donnent lieu. » (M. Dubuc).

Disons, enfin, que les tissus voisins, et surtout les croûtes épaisses des syphilides puro-crustacées ulcéreuses, se distinguent par leur saillie « de la variété tuberculo-crustacée ulcéreuse et, à plus forte raison, de la variété tuberculo-ulcérante gangréneuse. » (M. Dubuc).

II° L'affection est-elle syphilitique et variqueuse ?

Nous avons traité plus haut la première partie.

Quant à la seconde, on aura la cause dans l'existence de varices, de dermite, de pigmentation du membre.

Les antécédents apprendront l'âge de l'apparition des veines superficielles et feront connaître les signes qui se sont manifestés antérieurement à propos de la production des varices profondes.

III° L'affection ulcéreuse est-elle due à une phlébite ?

Les commémoratifs feront le diagnostic. Il y aura eu d'abord une pyrexie grave, puis une phlébite suivie d'œdème persistant qui prédispose la jambe à s'ulcérer.

IV° L'ulcère est-il simplement variqueux ?

Dans les antécédents, outre ce que nous avons dit à propos des ulcères cutanés, il y a eu souvent d'autres atteintes d'ulcères.

Si le malade est atteint d'ulcères pour la première fois, on incrimine à juste titre les traumatismes légers ou graves chez l'homme et chez la femme, en plus les grossesses répétées chez cette dernière et l'alcoolisme si fréquent chez le premier. Ces considérations nous mènent au *diagnostic étiologique,* mais nous avons dit dans l'étiologie tout ce que nous avons pu recueillir dans les ouvrages que nous avons consultés. Nous n'y reviendrons donc pas.

# DIAGNOSTIC DIFFÉRENTIEL

Le diagnostic différentiel ne peut être tout d'abord limité aux ulcères syphilitiques, syphilo-variqueux, phlébitiques ou variqueux simples.

Comme au lit du malade, il nous faut passer en revue les ulcérations de différente nature avec lesquelles on peut les confondre.

Disons tout d'abord quelques mots des *ulcères des pays chauds*.

Pour MM. Rochard et Le Roy de Méricourt la plaie de l'Yemen ou de Hedjaz, l'ulcère de la Nouvelle-Calédonie, de la Guyane, de Mozambique, de Cochinchine sont des variétés d'une même entité morbide. Ils s'étendent en surface et en profondeur, disséquant les muscles, nécrosant les os, mettant à nu les vaisseaux.

La Société de Dermatologie de Paris a vu deux communications dans le cours de 1896, une en janvier, de MM. Gaucher et Touvenaint, l'autre en avril, de M. Moty, sur l'ulcère annamite. La première fait ressortir la difficulté du diagnostic avec la gomme syphilitique, car il y a dans les deux cas nodosité, puis bourbillon. La seconde insiste sur le siège de l'ulcère annamite à la partie externe des membres inférieurs et sur la rareté de voir les grandes plaies se compliquer d'ulcère tropical.

En 1890, M. Boinet écrit dans les Ann. de derm. que sur 249 cas d'ulcère phagédénique du Tonkin, 20 fois les jambes avaient été intéressées. « On peut le confondre avec l'ecthyma, l'anthrax, le lupus, certaines syphilides tertiaires, et quelques ulcères scrofuleux ou variqueux, surtout au début de l'affection. »

MM. Fradet et Legrain ont parlé, en 1896, à la Société de dermatologie, de l'ulcère de Madagascar qui a sévi chez les

Kabyles rapatriés qui avaient eu de nombreux accès de fièvre. « C'est un ulcère surélevé qui guérit en se creusant, se mettant ainsi au niveau des parties saines ». S'il suppure, il est un terrain favorable au bacille pyocyanique. Les greffes dermo-épidermiques le guérissent.

La peau qui sépare les *boutons de Biskra* les uns des autres a une teinte rose ou terreuse et jamais la teinte cuivrée ou maigre de jambes des syphilides. » M. Laveran.(Ann. de derm., 1880).

M. Zambaco, dans sa communication de novembre 1896 à la Société de derm., dit que les taches pigmentées hyperchromiques et hypochromiques se rencontrent dans la syphilis et dans la *lèpre*. Il y a des douleurs ostéocopes dans la lèpre, bien que cette affection n'intéresse que rarement les os. Il y a hérédité lépreuse comme il y a hérédité syphilitique. Les lésions des ongles se remarquent dans la syphilis et dans la lèpre; dans la syphilis, les onyxis sont plus fréquentes tandis que les dactylites et les mutilations des doigts se voient plus souvent dans la léprose, bien qu'il y ait des dactylites syphilitiques.

Les ulcères de jambes s'observent vastes ou peu étendus dans la deuxième affection et se ressemblent étonnamment. Dans les cas douteux, la diminution ou l'abolition de la sensibilité plaidera le plus souvent en faveur de la lèpre.

Le moulage 920, vit. 23 (M. Ollivier) a trait à un ulcère lépreux de jambe chez un individu ayant habité le Pérou. Très irrégulier de forme avec des îlots de peau saine, il présente un fond jaunâtre, saignant par place. Les bords ne sont pas taillés à pic (dans cet exemple) comme ceux d'une syphilide ulcéreuse, et si le contour est polycyclique, chaque arcade ne montre pas entre ses limites un bourbillon indépendant, entier ou sous forme d'îlots.

Dans la syphilis, dit Arning (Acad. des sc. de Berlin 1886), les accidents sont de formes différentes ; dans la lèpre leur

Cormier. — 7.

progression est continue ou par poussées successives avec les mêmes symptômes ; les guérisons spontanées qui s'observent dans la syphilis ne se voient qu'exceptionnellement dans la lèpre. Les ulcéreux cutanés de la syphilis ont une marche serpigineuse qui ne se rencontre pas dans la lèpre.

Passons maintenant aux ulcères des pays tempérés et parlons des *ulcères tuberculeux.*

La *scrofule* qui a gardé longtemps une place distinctive à côté de la *tuberculose,* s'est vue peu à peu absorbée par elle, et aujourd'hui elle ne doit être considérée que comme la première phase de cette terrible affection. Le scrofuleux, dit M. Ch. Nélaton, « présente, pour la plupart des histologistes, tous les caractères anatomiques fondamentaux de la tuberculose, y compris les bacilles. » Les ulcères tuberculeux de la peau ne débutent pas généralement par la surface, mais par une altération des téguments qui procède de dedans en dehors. MM. Brissaud et Josius, dans la Revue mensuelle de chirurgie et de médecine de 1879, parlent également des gommes scrofuleuses et de leur nature tuberculeuse.

MM. les professeurs Grancher et Fournier ont donné les caractères distinctifs de la syphilis et de la scrofule, le premier dans le Dictionnaire encyclopédique, le second dans ses leçons sur les syphilides tertiaires (Gaz. des hôp., nᵒˢ 37, 40, 41, 44, 49 (1887). Le diagnostic se fera :

A. — Par les caractères objectifs (couleur, consistance des croûtes, état des bords et du fond, de la configuration d'ensemble, de la syphilide et de la scrofulide.

B. — Par les signes rationnels qui sont les meilleurs (évolution morbide des deux affections, accidents contemporains, antécédents morbides, examen des malades, enquête sur les ascendants et les collatéraux). »

S'il est nécessaire, on instituera le diagnostic thérapeutique qui, sans nuire à la scrofulide, guérit la syphilide.

Nous avons consulté la statistique d'Israël qui porte sur 9

cas. Sur ce nombre 6 guérisons, trois amputations sur lesquelles un mort. Cet auteur a guéri un enfant de 13 ans, issu de famille phtisique et atteint d'ulcère depuis cinq ans.

Nous ne pouvons passer sous silence le nom de Hardy.

Dans le numéro 22 de la Gaz. des hôp. (1878), il dit de circonscrire le diagnostic entre le cancer, la syphilis et la scrofule. « La syphilis change de siège, de forme, ce qui n'est pas le cas de la scrofule ». Dans le numéro 53 (même année), il parle des variétés pustuleuse et tuberculeuse de la scrofule qui défigurent les malades d'une manière affreuse. »

Signalons la thèse de M. Vallas sur les ulcérations tuberculeuses de la peau (Lyon, 1887).

En ce qui concerne le *lupus*, il y a les plus grandes divergences. Voyons ce que Bazin écrit dans le Dict. encyclopédique :

« Le lupus de Willan et Bateman n'est pas celui de Biett et de Cazenave qui ne l'entendent pas de la même façon que Rayer, Gibert, Devergie, et l'école d'Alibert ne nous offre pas moins de divergences ».

« Le mot lupus, tel que l'ont entendu les auteurs, s'applique en réalité, non pas à une forme morbide bien distincte et sui generis, mais à toute une classe d'affections spéciales, et à ce titre nous lui préférons de beaucoup le terme de scrofulide maligne, qui indique clairement la nature sans rien préciser sur le mode d'altération de la peau ».

Le lupus ulcéreux a les caractères des ulcères scrofulo-tuberculeux indiqués plus haut. Au-dessous de la croûte est un ulcère de surface anfractueuse ou bourgeonnante à bords tuméfiés, durs. Bazin rattache une autre variété de lupus ulcéreux, le lupus syphilitique aux syphilides tuberculeuses et il range sous le nom de scrofulide maligne tuberculo-crustacée ulcéreuse ce qu'on appelait autrefois le lupus ulcéreux de nature scrofuleuse. Il insiste sur la couleur brune ou cuivrée de la syphilide tuberculeuse qui est bien différente de l'aspect livide de la scrofule, et aussi sur la disposition circulaire des groupes qui est ordinairement plus nette, mieux dessinée dans la syphilis que dans la scrofule ; de plus la marche de ce dernier ulcère est beaucoup plus lente que celle de l'ulcère spécifique.

Le lupus s'étend en surface et aussi en profondeur, et, quand il atteint les membres ou surtout le nez, on hésite pour savoir si on a affaire à la syphilis ou à la scrofule.

M. Schweich donne, dans sa Thèse de 1869, des tableaux pour le diagnostic de ces deux affections quand elles prennent la forme lupus, hydrosadénite, ecthyma et rupia.

Nous ne parlerons pas des *ulcères scorbutiques*, ni de ceux de la *morve et du farcin*, ni de ceux de la *pustule maligne*, On ne saurait trop consulter les moulages de l'hôpital Saint-Louis pour apprendre à faire ce que M. le P[r] Fournier appelle d'une manière si pittoresque « le diagnostic de l'œil ».

Le moulage 402, vit. 31 (M. Hallopeau) n'est pas à confondre avec la syphilis. Le moulage 835, vit. 30, montre des ulcérarations à contours peu nets et, comme dans le cas précédent, de nombreux tubercules (diagnostic lupus tuberculeux).

Nous avons vu des exemples de gommes scrofulo-tuberculeuses : le moulage 1058, vit. 49 (P[r] Fournier, 1885), le moulage 279, vit. 49, et deux autres moulages, les n[os] 430 et 431, vit. 49, correspondant, le premier à l'observation de la page 120 du registre du Musée, le second à celle de la page 48 du même registre, ayant trait à deux malades du service de notre Maître. Nous ne les donnons pas, malgré tout l'intérêt qu'elles présentent, mais nous devons nous restreindre.

Notons en passant les moulages 1336, 776 et 631, vit. 49, ce dernier surtout, qui présente des lésions mixtes de scrofule et de syphilis (M. Besnier, 1872).

Il faut parfois penser au *mycosis fongoïde*, dont deux cas font l'objet, l'un du 16e fascicule de l'Iconographie et du moulage 1530 ; l'autre, plus typique, du 13e fascicule et du moulage 1458. M. Besnier dit, à propos de ce dernier, « que les tumeurs se ramollissent, s'ulcèrent, s'excavent en cratères semblables à ceux des gommes ulcérées ».

Pio Foa fait aussi le diagnostic entre la fibromatose cutanée ulcéreuse mycotique et la syphilide ulcéreuse. (Arch. per le sc. med., vol. VIII, no 16.)

Le Pr Celso Pellizzari, de Pise, a constaté un ulcère cutané d'*origine nerveuse* chez un enfant, et il a démontré qu'il était d'origine trophique nerveuse par l'examen électrique négatif au point de vue de la contraction farado-musculaire.

Un des diagnostics les plus importants est celui qu'on doit faire entre la syphilide ulcéreuse et le *cancer*.

Maisonneuve, dans ses « Cliniques chirurgicales », tome II, page 3, dit qu' « avant la découverte des propriétés de l'iode, un grand nombre de tumeurs de la langue, du testicule, du col utérin, etc., étaient rangées parmi les cancers ».

Rappelons que l'iodure de potassium a été employé pour la première fois en Italie en 1822. Son emploi passa inaperçu jusqu'au jour où Wallace attira sur lui l'attention du monde médical (Thèse de M. Mendeville).

MM. Barthélemy et Balzer, dans leur article Syphilides, du Dict. de M. le Pr Jaccoud, font le diagnostic entre la syphilide ulcéreuse et le cancer.

Notre maître y revient à plusieurs reprises dans ses Cliniques, notamment dans celle qui a trait au phagédénisme tertiaire (Journal de méd. et de chir. prat., 256-261. Année 1872) et dans une autre, inédite, « sur l'ulcère variqueux de la jambe », qu'il a bien voulu nous communiquer.

Ce diagnostic repose sur les quatre considérations suivantes :

« 1º Le cancer est une tumeur ulcérée.

La syphilide gommeuse est une ulcération sans tumeur véritable.

2º Le cancer débute par un bouton verruqueux qui persiste longtemps sans s'ulcérer, s'ulcère lentement et ne se couvre pas de croûtes aussi régulières que celles de la syphilis croûteuse.

La syphilide gommeuse débute par des groupes de boutons globuleux qui se ramollissent rapidement, crèvent et s'ulcèrent aussitôt en se couvrant de croûtes.

3º Le cancer n'a pas de forme régulière, il présente un fond très inégal, formé de bosselures et d'enfoncements alternatifs (Bazin), fond le plus souvent violacé.

La syphilide ulcéreuse affecte assez souvent une forme régulière, quelquefois particulière (cerclée 1/2 centim.), présente un fond moins inégal, bourbillonneux ou pultacé et offre des bords moins épais, moins durs.

4º Le cancer affecte le ganglion après un certain temps et constitue enfin une lésion unique.

La syphilide ulcéreuse laisse le ganglion intact et ne constitue qu'assez rarement (ou moins souvent tout au moins une lésion unique) ».

Dans sa clinique du 18 décembre 1896 sur les gommes syphilitiques, M. le professeur Fournier ajoute d'autres caractères distinctifs parmi lesquels les antécédents (âge, hérédité), le volume petit ou moyen dans la gomme, très variable dans le cancer qui est une tumeur susceptible de tout volume, l'adhérence du cancer aux parties profondes qui ne se voit pas dans la gomme crue, la douleur lancinante dans le cancer, nulle dans la gomme, et surtout l'influence du traitement qui se montre chez un sujet atteint de syphilide gommeuse et qui est négative chez un cancéreux.

Dans les cas de cancer, où il y a le moindre doute, c'est un devoir pour le médecin d'instituer le traitement.

### Diagnostic différentiel de l'ulcère gommeux<br>et de l'ulcère variqueux.

La même clinique de notre maître a été aussi consacrée en partie au diagnostic de l'*ulcère gommeux* et de l'*ulcère variqueux*. Nous ne faisons que reproduire nos notes personnelles.

« C'est presque une loi de dédaigner les ulcères des membres inférieurs, dit M. le professeur Fournier, le malade devient une patraque qu'on expulse.

L'ulcère variqueux est un ulcère honni, dédaigné. Il faut interroger le malade qui en est atteint comme on le ferait pour un autre, venu à l'hôpital pour une affection différente. Il se peut très bien que le prétendu ulcère variqueux ne soit que des lésions gommeuses de la jambe. »

Les cas de syphilis ignorée dans notre thèse en sont des exemples. Sous cette dénomination nous avons aussi réuni les syphilides ulcéreuses dont l'origine spécifique était niée par le malade et c'est cette persistance à ne pas avouer les antécédents spécifiques qui nous a permis parfois de faire le diagnostic. Il faut que ces interrogatoires délicats soient faits minutieusement, avec tact surtout lorsqu'il s'agit d'une femme. Le rôle du médecin n'est pas de chercher si le malade est ou non de bonne foi, mais de le guérir.

Ces considérations personnelles terminées reprenons la leçon clinique de notre maître.

« Le diagnostic de l'ulcère gommeux et de l'ulcère variqueux repose sur les huit considérations suivantes :

Iº *Sur le siège.*

L'ulcère gommeux siège partout, en bas et en haut de la jambe ; les ulcères dans le segment rotulien sont toujours des ulcères syphilitiques. Donc : localisation indifférente.

L'ulcère variqueux siège au segment inférieur et plus spécialement à la face interne. S'il se montre quelquefois dans la région moyenne, il n'affecte jamais le segment tout à fait supérieur de la jambe. S'il y a une cicatrice occupant la région de la rotule, on doit penser à la vérole.

II° *Sur le nombre.*

L'ulcère gommeux est très souvent multiple ; le nombre des lésions peut le plus souvent juger la question.

L'ulcère variqueux commence par être multiple (M.r Broca), mais à un moment donné, il ne fait plus qu'un seul corps d'armée. Dans la prodigieuse majorité des cas, l'ulcère variqueux est un ulcère unique.

II° *Sur la configuration.*

L'ulcère gommeux offre le plus souvent un graphique de contour méthodique. Il a deux formes : ou bien orbiculaire et alors merveilleusement orbiculaire ; ou bien il est à arceaux conjugués, il est constitué d'une série d'arceaux placés bout à bout, il revêt la forme polycyclique.

L'ulcère variqueux est rond initialement (Mr Broca), amorphe ensuite, sans configuration méthodique.

IV° *Sur le fond de l'ulcère.*

L'ulcère gommeux a le caractère bourbillonneux, sous forme : ou bien d'eschare charnue, ou bien d'enduit crémeux ; un peu plus tard il a l'aspect de bouillie, et tardivement celui de bouillie en îlots.

L'ulcère variqueux a un fond variable d'aspect (rouge, gris), mais n'offrant jamais le caractère bourbillonneux.

V° *Sur les bords.*

L'ulcère gommeux a des bords taillés au bistouri, littéralement à pic.

L'ulcère variqueux a des bords le plus souvent inclinés, en biseau.

VI° *Sur la périphérie.*

C'est le caractère le plus important peut-être.

L'ulcère gommeux est entouré d'une aréole de teinte un peu violacée, un peu foncée, devenant grisâtre, puis noirâtre. Peu accentuée, elle forme une bande d'un à deux centimètres. La périphérie est dure, infiltrée.

L'ulcère variqueux, surtout quand il est ancien, présente une zone maculeuse et pachydermique toujours largement étendue et parfois extrêmement étendue.

Sur une grande partie de la jambe, cette zone est très bistrée, violacée, jaunâtre.

Sur une grande surface, la plaie est adhérente au tissu conjonctif, et celui-ci aux os. La moitié de la jambe (jambe en bois des auteurs), et quelquefois plus, est prise, et les parties environnant l'ulcération sont dures, coriaces, ligneuses, résistantes au doigt. La pachydermie enlace tout ou partie du membre d'une cuirasse rigide, calleuse.

VII° *Sur les antécédents.*

L'ulcère gommeux demande des antécédents spécifiques. L'ulcère variqueux n'a été précédé d'accidents spécifiques que s'il y a eu coexistence d'ulcère et de syphilis.

VIII° *Sur le criterium thérapeutique.*

Si les signes précédents n'ont fourni aucun résultat positif, il faut donner le traitement.

L'ulcère gommeux sera justiciable des injections de calomel et de 3, 4, 5 grammes d'iodure de potassium.

Dans ce cas, la modification est très rapide, la plaie perd sa physionomie mauvaise, se déterge, se sépare et se cicatrise. L'ulcère variqueux ne changera pas d'aspect s'il est soumis au traitement précédent.

C'est un devoir que de tenter empiriquement le traitement spécifique. Le diagnostic est quelquefois impossible dans le traitement. C'est là un point essentiel, une pratique profitable aux malades, en ce qu'elle restitue à certains ulcères douteux la qualité d'ulcères syphilitiques qui auraient couru risque de persister longtemps et même indéfiniment. »

## Diagnostic différentiel des syphilides ulcéreuses avec l'ulcère syphilo-variqueux.

Nous allons passer en revue les caractères objectifs des uns et des autres, d'après le plan précédent.

Le *siège* de la syphilide ulcérée est indifférent, celui de l'ulcère bâtard est de préférence au tiers inférieur de la jambe.

La *multiplicité* s'observe dans les deux cas, le plus souvent.

La *configuration* méthodique de la syphilis perd beaucoup de sa régularité quand varicose et spécificité coexistent.

Le *fond* de l'ulcère syphilitique présente un bourbillon ; le fond de l'ulcère syphilo-variqueux « est d'aspect vineux alors que le bourbillon propre est éliminé » (Pr Fournier). Nous avons remarqué qu'il était souvent rouge ou grisâtre.

Les *bords* à pic de l'ulcère gommeux sont plus ou moins en falaises quand il y a coexistence de varices. De plus, ils sont durs.

L'*aréole* peu étendue et de teinte variable qu'on trouve dans la syphilis, est plus considérable dans l'ulcère bâtard ; la peau plus pigmentée peut être atteinte de pachydermite.

La syphilis existe dans les *antécédents* d'un malade atteint d'ulcère gommeux. Soit que le sujet raconte l'avoir contractée, soit que les plaies revêtent des caractères spécifiques, ou qu'un examen attentif du corps permette de retrouver des cicatrices caractéristiques, le diagnostic de syphilis sera posé. De même, si avant l'apparition de la vérole, la varicose a créé des ulcères, il faut savoir depuis quand l'organisme présente des tendances aux ulcérations. Mais le diagnostic est parfois impossible. C'est alors que le traitement devra être institué.

S'il agit, le malade guérit, il est syphilitique ou syphilovariqueux. Le traitement peut être sans effet, alors que dix ans avant le malade lui a dû son rétablissement.

On a affaire, dans ce cas, à un ulcère variqueux plus ou moins modifié par la syphilis et alors le traitement des plaies dues aux varices amènera la guérison.

## Diagnostic différentiel des syphilides ulcéreuses et de l'ulcère phlébitique

Essayons maintenant de différencier syphilides ulcéreuses et ulcères phlébitiques.

Le *siège* est plus indifférent dans la syphilide ulcéreuse que dans l'ulcère phlébitique où le tiers supérieur semble affecté rarement.

La *multiplicité* s'observe dans les deux cas.

La *configuration* est plus méthodique dans la syphilide ulcéreuse mais le *fond bourbillonneux* qu'elle présente ne s'observe pas dans l'ulcère phlébitique ; dans ce dernier le fond a un aspect rougeâtre.

Les *bords* à pic de la syphilide ulcéreuse sont plus ou moins inclinés dans l'ulcère dû à la phlébite.

La *zone périphérique* de la syphilide ulcéreuse est maculeuse et infiltrée, mais elle s'étend peu. Dans l'ulcère phlébitique on note aussi une pigmentation et une dermite parfois intense qui peut aller jusqu'à être douloureuse.

*Les antécédents.* — L'interrogatoire est ici du plus haut intérêt. On sera loin d'avoir dans tous les cas un aveu de spécificité, mais le sujet ne manquera pas de dire qu'il a fait une pyrexie grave dont la convalescence a été retardée par une phlébite. On cherchera les relations de celle-ci avec l'ulcère, et celles de la phlébite, de l'ulcère et d'une syphilis survenue avant ou après la phlébite.

*Le criterium thérapeutiqae* lèvera tous les doutes ; dans les cas suspects on instituera la médication antisyphilitique,

La syphilis simple et la syphilis compliquée de varices ou de phlébite aiguë récente guérira, alors qu'un ulcère reconnaissant la phlébite comme cause unique sera justiciable des pansements qui guérissent les plaies ordinaires.

## Diagnostic différentiel des ulcérations d'origine éruptive et diagnostic différentiel de l'ulcus elevatum tertiaire

Voyons maintenant le diagnostic des ulcérations d'origine éruptive, eczéma, ecthyma simple ou syphilitique avec la gomme qui est classée par M. Broca dans les plaies de même origine que les précédentes.

« Dans les plupart des cas, le diagnostic sera aisé entre les ulcères *dartreux* et *syphilitiques*. L'examen des bords fait reconnaître la nature des éléments qui s'y égrènent, on regardera aussi avec soin la surface entière des téguments (M. Broca).

« Les ulcérations d'origine eczémateuse sont ordinairement multiples, disséminées, superficielles, arrondies ou polycycliques par coalescence ; elles ne se groupent pas d'ordinaire en arc de cercle comme les éruptions spécifiques qui semblent obéir à une véritable discipline éruptive (professeur Fournier) : elles n'ont pas non plus de siège d'élection. Mais il y a presque toujours un mélange d'ulcères eczémateux et d'ulcères variqueux. » (M. Jeanselme). Nous en reparlerons plus loin.

« Les caractères objectifs des ulcérations, dit M. Broca dans sa Thèse de Doctorat (page 99), ont certainement une certaine valeur.

Les ulcérations purement eczémateuses ont rarement, à l'état élémentaire, isolé, arrondi, des bords à pic, un fond cupuliforme aussi creusé, plus ou moins comblé par une masse jaunâtre, bourbillonneuse. »

*L'ecthyma des membres inférieurs* relève très souvent des varices (M. Muselier) ; s'il s'agit de *l'ecthyma simple* chez un variqueux, les ulcères sous-jacents aux croûtes seront très variables d'aspect, parfois à peine ulcérés, d'autres fois plus profonds que dans les cas où les varices sont absentes.

Le diagnostic avec *l'ecthyma syphilitique* « ne se fonde plus que sur des nuances, sur l'aspect moins animé de l'éruption, sur l'évolution plus rapide achevée en 24 à 48 heures, de ses éléments.

Cet ecthyma copie la vérole jusque dans ses cicatrices. » (M. Broca).

L'ecthyma peut revêtir la *forme gangréneuse* qui tient évidemment aux conditions locales de débilité des tissus, et non pas à l'état général cachectique, comme dans ce qu'on décrit ordinairement sous le nom d'ecthyma gangréneux » (M. Broca).

L'ecthyma gangréneux simule l'ecthyma syphilitique.

Donc en ce qui concerne l'ecthyma, il faut dans les cas douteux, ou bien que le malade reconnaisse avoir eu la syphilis si elle a existé, ou bien que le médecin institue le traitement antisyphilitique.

Si l'*ulcus elevatum tertiaire* du professeur Verneuil se distingue de l'épithélioma par sa marche lente, l'indolence et le peu de tendance à l'hémorrhagie, comment reconnaître si la syphilis a pris une part à sa production. Si le plus souvent il reconnaît cette dernière affection comme cause, il est à présumer que, exceptionnellement, l'ulcus se montre peut-être en dehors de la spécificité. Nous n'insisterons pas davantage. Quoi qu'il en soit « l'exubérance fongueuse, les envahissements sous-aponévrotiques sont chose rare, et si tant est qu'ils soient l'apanage exclusif de la vérole, ils ne serviront jamais qu'à titre d'exception pour établir, par inspection simple, le diagnostic de cette maladie » (M. Broca).

Après le dignostic des lésions purement syphilitiques, nous devons passer à celui des ulcères syphilo-variqueux,

### Diagnostic différentiel de l'ulcère syphilo-variqueux et de l'ulcère variqueux.

Nous avons essayé plus haut de donner quelques caractères qui permissent de distinguer l'ulcère syphilitique franc de l'ulcère syphilo-variqueux. Voyons si nous pourrons différencier ce dernier d'avec l'ulcère variqueux simple.

Le *siège* de l'ulcère bâtard est beaucoup plus variable que celui de l'ulcère variqueux. Ce dernier se rencontre, la plupart du temps, au tiers inférieur et à la face interne, quelquefois à la partie externe. rarement au tiers moyen, jamais au tiers supérieur.

Un des grands caractères distinctifs de l'ulcère syphilo-variqueux est sa *multiplicité* durable tandis que l'ulcère simple, souvent multiple au début, se rencontre unique d'une façon presque absolue quand il est plus ancien ou écidivant.

Peut-être plus souvent que ce dernier il a une *configuration* méthodique.

Dans l'ulcère syphilo-variqueux, le *fond* est d'aspect vineux alors que le bourbillon propre est éliminé, avons-nous dit plus haut déjà, avec notre maître.

Dans l'immense majorité des cas l'ulcère variqueux ne présente *pas de bourbillon*, il offre un fond rouge ou grisâtre.

Il est intéressant de rappeler cependant que, dans l'observation 90 de sa thèse, M. Broca montre un ulcère consécutif à une contusion, ulcère ressemblant beaucoup à une gomme, présentant un bourbillon d'apparence gommeuse et que le traitement simple a guéri.

Les *bords* paraissent moins souvent en biseau dans l'ulcère bâtard que dans l'ulcère variqueux simple.

*Périphérie.* — La dermite se voit étendue dans les deux cas et parfois la pachydermite, mais la jambe en bois des vieux variqueux semble se rencontrer moins souvent dans l'ulcère bâtard.

Dans un cas, il y a des *antécédents* de syphilis qu'avoue trop rarement le malade ; dans l'autre, dans l'ulcère variqueux ordinaire, nul stigmate de spécificité.

*Critérium thérapeutique.* — Le traitement spécifique dans le cas d'ulcère syphilo-variqueux guérit toujours les sujets d'âge moyen, faisant rapidement diminuer de moitié l'étendue des plaies dont le fond se relève assez vite, mettant un temps

relativement beaucoup plus long à les fermer complètement.
Dans les cas douteux on instituera le traitement spécifique.

### Diagnostic différentiel de l'ulcère syphilo-variqueux et de l'ulcère phlébitique.

Le *siège* semble moins indifférent dans le $1^{er}$ que dans le $2^e$.

La *multiplicité* est presque la règle dans les deux cas.

La *configuration* est moins méthodique dans l'ulcère bâtard que dans l'ulcère phlébitique. La coalescence secondaire peut la faire varier ici comme dans tous les autres cas.

Son bourbillon éliminé, l'ulcère syphilo-variqueux présente un *fond* vinéux, moyennement creusé, alors que celui de l'ulcère phlébitique est rouge ou rouge pâle, non bourbillonneux et parfois en cupule.

Les *bords*, variables dans les deux cas, présentent tous les intermédiaires entre ceux en falaises et ceux taillés à pic.

Dans les ulcères des deux genres, l'*aréole* est pigmentée, mais la dermite est bien plus légère dans l'ulcère phlébitique.

Les *antécédents* ont une grande importance.

Le malade n'avoue pas toujours (et cela bien à tort) avoir eu la syphilis. Les conséquences de sa fausse honte retombent sur lui, et il traîne des mois et des années parfois, alors qu'il tenait à lui-même de guérir en quelques semaines.

Au contraire, il n'oublie pas de dire qu'il a eu telle ou telle maladie grave. Si l'une d'elles est récente, on recherche la phlébite par les commémoratifs ou par les signes qui peuvent en rester et le diagnostic est fait.

Le *traitement*, en l'absence de tout autre signe, sera institué et fera parfois le diagnostic.

La *phlébite variqueuse*, chronique, peut créer, elle aussi, des ulcères ; elle peut survenir en dehors de toute syphilis et aussi chez un syphilitique. Mais l'évolution n'est pas celle de la phlébite aiguë, il n'y a pas eu immédiatement, ou peu de

-temps auparavant, une pyrexie. La confusion n'est donc guère possible.

**Diagnostic différentiel de l'ulcère phlébitique
et de l'ulcère variqueux.**

Nous arrivons maintenant au diagnostic de l'ulcère phlébitique avec l'ulcère variqueux.

De *localisation* plus indifférente que l'ulcère variqueux, et presque toujours *multiple*, l'ulcère phlébitique paraît avoir une *configuration* plus méthodique que celle de l'ulcère causé par les varices.

Si le *fond* de l'ulcère phlébitique semble un peu plus pâle que dans l'ulcère variqueux, les *bords* tout à fait variables de cet ulcère phlébitique sont bien moins souvent en biseau dans les plaies variqueuses.

L'*aréole* pigmentaire existe dans les deux cas, mais la dermite est probablement moindre dans l'ulcère phlébitique; de plus, nous avons constaté qu'elle pouvait être douloureuse.

*Antécédents*. — Le malade dit avoir eu récemment une pyrexie accompagnée de phlébite qui met sur la voie du diagnostic.

Le *criterium thérapeutique* est nul dans les deux cas, le traitement d'un ulcère pouvant servir pour l'autre.

**Diagnostic différentiel de l'ulcère variqueux avec l'éléphantiasis
ulcéreux et avec les ulcérations d'origine eczémateuse.**

Nous le restreignons bien entendu aux limites que nous nous sommes imposées et nous n'irons pas le distinguer des plaies contuses par exemple.

Nous avons essayé de le diagnostiquer d'avec les ulcères gommeux, aidés de la leçon clinique de notre maître, d'avec les ulcères syphilo-variqueux et les ulcères phlébitiques.

L'*éléphantiasis ulcéreux*, qui débute au niveau et à l'occasion d'un eczéma, est surtout localisé à la partie inférieure de la jambe, au cou-de-pied, aux orteils. « Mais, dit M. Jeanselme dans sa Thèse (page 6o), ce qui constitue la difficulté, c'est qu'en vieillissant la plupart des ulcérations qui siègent sur des membres variqueux perdent leur physionomie spéciale pour prendre celle de l'ulcère simple; toutefois, quand les lésions ne sont pas encore très anciennes, le diagnostic est encore possible. »

« Les *ulcérations d'origine eczémateuse* sont ordinairement multiples, disséminées, superficielles, arrondies ou polycycliques par coalescence ». Elles n'ont pas de siège d'élection. L'ulcère variqueux simple est unique, à bords en falaise, à fond excavé remontant en pente douce jusqu'à la périphérie, à contour irrégulier.

### Diagnostic de la Marche.

La marche d'un ulcère peut-elle être un moyen de diagnostic ?
Deux cas se présentent.

Iᵒ L'ulcère n'a pas été traité ou bien il l'a été insuffisamment.

L'ulcère qui mettra, selon toute vraisemblance, le moins de temps à guérir sera peut-être, à notre avis, l'ulcère phlébitique.

L'ulcère chronique par excellence sera l'ulcère variqueux simple. Les varices chez un syphilitique présentant des ulcérations retarderont la guérison.

IIᵒ L'ulcère a été traité.

Nous croyons qu'un ulcère phlébitique chez un sujet ni syphilitique, ni variqueux, ni alcoolique, ne mettra guère plus de temps à se guérir qu'une plaie contuse de même étendue et de profondeur moyenne, intéressant au plus toute l'épaisseur de la peau.

Après le traitement spécifique institué, un ulcère syphilo-variqueux demandera plus de temps à se réparer qu'un ulcère syphilitique franc.

L'ulcère variqueux se fermera dans beaucoup de cas longtemps après les autres, c'est lui qui est le plus rebelle.

## Diagnostic de l'Age.

« Dans les ulcères variqueux anciens on voit se former à la périphérie un épaississement considérable de la peau et du tissu sous-jacent, pouvant acquérir une consistance ligneuse. Lorsqu'il y a des callosités, les bords sont proéminents et dépassent le niveau de l'ulcère. » (Dict. de M. le P^r Jaccoud, art. Ulcère). De plus les membres peuvent être éléphantiasiques. Les vieux ulcères syphilo-variqueux ou les plaies chez des sujets âgés présentent parfois des bords durs, mais nous ne nous rappelons pas avoir observé de callosités.

Des ulcères syphilitiques méconnus ont vu l'infiltration, légère à leur début, augmenter en intensité et en étendue.

Nous ne pouvons rien dire des ulcères phlébitiques.

### Diagnostic par les récidives.

Ici aucun fait positif ; c'est le métier du malade qui semble influer sur les récidives plus que la cause de l'ulcère. La façon dont a été suivi le traitement entre aussi en jeu et peut-être également sa constitution.

### Diagnostic rétrospectif ou par les cicatrices.

Le siège des cicatrices dépend du siège des ulcères auxquels elles font suite.

Voyons quel appoint au diagnostic peuvent nous donner les moulages du musée de l'hôpital Saint-Louis.

Le moulage 138. vitrine 102, a trait à une cicatrice siégeant à la face postérieure de la moitié inférieure d'une jambe. Limitée par des bords bruns foncés, elle est d'une coloration blanc jaunâtre pâle augmentant de la périphérie au centre. Le moulage 281, vitrine 124 (C F), représente comme le précédent une cicatrice de syphilide ulcéreuse, mais ici, il s'agit d'une chéloïde au niveau du pli du jarret et du tiers supérieur de la face postérieure de la jambe.

Le moulage 1409, vitrine 73, est plus typique.

Les cicatrices qu'il représente affectent la forme polycyclique. Chaque segment de cercle périphérique est limité par une portion de circonférence nettement colorée en rouge brun, tranchant sur les régions saines voisines jusqu'à sa rencontre avec la portion de circonférence du cercle voisin périphérique ; chacune des parties de circonférence se continue ainsi l'une avec l'autre.

Les segments centraux des cercles (internes par conséquent par rapport aux précédents) ont disparu ou bien sont à peine visibles. Cette cicatrice polycylique a son siège au tiers supérieur de la jambe, face antérieure.

La pratique va démontrer l'utilité de l'étude des cicatrices. Nous avons vu dans le service de M. le professeur Fournier un malade qui niait toute syphilis, qui deux mois auparavant avait été guéri par le traitement spécifique et qui présente en novembre des cicatrices blanchâtres circonscrites par un liseré pigmenté (obs. 13). Ces cicatrices nous ont semblé tellement typiques que nous ne nous sommes pas donné la peine de les décrire ; nous le regrettons car le fait eût été plus démonstratif.

En effet, à côté de la syphilis niée de cet homme, qui est marié, nous voyons sa femme atteinte de syphilis manifeste avec troubles nerveux périphériques.

M. le docteur Gaucher a parlé dans sa conférence du 29 novembre 1896 du diagnostic différentiel quelquefois fort difficile à faire entre les cicatrices gommeuses et les cicatrices de l'ulcère variqueux. Il l'a simplement signalé sans y insister.

« Toute cicatrice d'une jambe variqueuse est pigmentée, dit M. Broca dans sa Thèse, il n'y a pas lieu d'en être surpris puisque, sans plaie aucune, sous la seule influence des varices, des îlots de pigment se déposent dans la peau de ces membres... la couleur n'est donc pas un caractère pathognomonique des cicatrices vénériennes. »

Les cicatrices du lupus sont violettes, la peau du voisinage est gonflée, ou bien, au contraire, amincie et comme atrophiée.

On verra souvent co-exister des adénites, des cicatrices ganglionnaires qui peuvent aider au diagnostic.

Les ulcères scrofulo-tuberculeux (le lupus est une manifestation relevant de la même cause) ont des « cicatrices inégales, rugueuses, adhérentes aux parties profondus, surtout aux os et parcourues par des brides résistantes et arborescentes que Baudelocque a ingénieusement comparées aux colonnes charnues du cœur » (Rollet et Chambard).

« Les cicatrices sont rétractées et pénètrent profondément, dit M. Jeanselme, d'après MM. Hébra et Kaposi. »

Que dire des cicatrices des ulcères syphilo-variqueux à part la pigmentation de leur pourtour sur une grande étendue, la peau plissée au niveau de la cicatrice, violacée, puis de couleur moins foncée.

Nous ne voulons rien dire de la cicatrice des ulcères phlébitiques n'ayant pas sur elles de notions précises.

## Diagnostic par le traitement

Nous nous sommes assez étendu sur les effets du traitement antisyphilitique dans les cas où la syphilis pouvait être soupçonnée pour n'avoir plus à y revenir. Disons en terminant que l'iodure de potassium donne la clef de bien des lésions de cause ignorée et que le médecin doit toujours le prescrire au moindre doute, guérissant, si la spécificité est niée, le malade, pour ainsi dire, malgré lui.

# TRAITEMENT

Nous avons à faire le traitement des ulcères spécifiques et celui des plaies qui ne sont pas d'origine syphilique.

Iº *Traitement des ulcères spécifiques*. — Une gomme syphilitique étant constituée et ayant été diagnostiquée par un médecin, il pourrait venir à l'idée de se débarrasser de cette tumeur en l'enlevant chirurgicalement et avec tout le soin désirable. De même les caustiques auraient pour résultat de faire disparaître la gomme.

Faut-il ou non recourir à ces moyens :

M. le professeur Fournier a dit avant de commencer le traitement des gommes syphilitiques dans sa leçon clinique du 11 décembre 1896 ce qu'il fallait ne pas faire.

*a)* On ne doit pas enlever les gommes chirurgicalement ;

*b)* On ne doit pas détruire les gommes avec des caustiques ;

*c)* On ne doit pas ouvrir les gommes quand elles sont extrèmement fluctuantes, car même à ce moment l'iodure de potassium guérit. L'intervention du bistouri est donc réduit à des cas extrêmement limités.

Passons au traitement positif.

Le diagnostic de syphilis gommeuse ulcérative est certain ; le traitement antisyphilitique doit être institué.

En tous cas il faut le donner au malade le plus tôt possible contre l'ulcère si on n'est appelé qu'au moment de la phase ulcéreuse de la syphilide, contre la possibilité d'ulcère si on se trouve en présence d'une gomme crue ou ramollie.

« L'iodure de potassium est le remède par excellence de la syphilis tertiaire, dit M. le prof. Fournier dans sa leçon à l'hôpital de Lourcine sur « les considérations générales sur la Syphilis tertiaire (Gaz. hebd. de méd. et de chir., Paris, 1874), cependant quelque merveilleusement actif qu'il soit, il n'est pas tout puissant, infaillible ».

Deux principes majeurs dominent le traitement de la syphilis, dit notre maître dans son livre sur le « Traitement de la syphilis. »

I° Il faut que le traitement soit prolongé, presque chronique pour être suffisant, c'est-à-dire pour être préventif.

II° Il faut que le traitement soit intermittent.

« Eh bien, sur ces deux bases, j'ai institué un mode de traitement dont la visée est de satisfaire à l'une et à l'autre de ces indications et que j'ai appelé *méthode des traitements successifs* ou traitement chronique intermittent.

Elle consiste en ceci :

Une série de cures, mercurielles d'abord, iodurées plus tard, échelonnées au cours des premières années de la maladie et séparées les unes des autres par des stades de repos d'autant plus prolongées qu'on s'éloigne davantage du début de l'infection.

Un malade vient, atteint d'accidents secondaires jeunes, il sera soumis au traitement mercuriel (dix centigrammes de protoiodure) ; dans trois ou quatre semaines tout aura disparu, je ferai continuer ce traitement encore quelques semaines, au total deux mois environ. Un premier traitement doit être assez long. Un mois à six semaines plus tard, quoiqu'il soit advenu, je reprendrai systématiquement la médication avec le même remède, je le continuerai six semaines. Au-delà deux à trois mois de répit en moyenne. A cette échéance, je reprendrai la médication et toujours pour le même temps, puis je la suspendrai pour quelques mois, puis j'y reviendrai encore et ainsi de suite, toujours avec la précaution de faire succéder à chaque stade de traitement un stade intercalaire de repos ou de désaccoutumance.

Ainsi on conserve au mercure, pendant toute la durée du traitement, l'intensité d'action qui lui est propre.

Nous sommes maintenant au cours de la troisième année, je juge opportune l'intervention de l'iodure, je procède pour ce remède, comme j'ai procédé pour le mercure.

Je l'administre par cures intermittentes d'un mois à six semaines, suivant la tolérance gastrique et à dose moyenne de trois grammes par jour. De même, j'espace ces cures de plus en plus à mesure que je m'éloigne davantage du début de la maladie. J'en prescris par exemple trois ou quatre au cours de la première année de ce traitement (en les alternant ou non avec les cures mercurielles, si celles-ci me paraissent encore opportunes) trois au cours de l'année suivante, deux au cours de la suivante. Tel est le schéma de ma pratique.

Ainsi donc, d'une part : traitement chronique ou tout au moins, traitement très prolongé et, d'autre part, traitement intermittent, voilà toute la méthode.

On pourra abréger, suivant les besoins, la durée des stades de thérapeutique active ou les prolonger. — Un accident secondaire, 5 ans, 6 ans, 8 ans après le chancre devra faire revenir au mercure seul; si l'accident est grave, au mercure et à l'iodure.

Cette méthode a quatre avantages :

*a.* — Elle est mieux agréée par les malades.

*b.* — Elle est plus facilement tolérée par l'organisme que les traitements continus.

*c.* — Elle conserve au mercure et à l'iodure l'intégrité de leur influence curative pendant toute la durée de leur administration.

*d.* — Elle permet de prolonger, sans inconvénients, l'usage de ces deux remèdes pendant un temps presque indéfini, au moins pendant le temps nécessaire à la guérison. »

M. le professeur Fournier donne le traitement mercuriel sous forme de *pilules de Dupuytren* ou de *pilules de protoiodure*, mais quand arrivent les accidents tertiaires, les syphilides ulcéreuses, il prescrit des *injections.*

Celles-ci peuvent être faites soit avec des *sels solubles,* soit avec des *sels insolubles.*

Occupons-nous d'abord de ces dernières.

« Il faut, par un petit nombre d'injections, faire pénétrer dans l'économie une forte dose d'un composé mercuriel insoluble, lequel, trouvant dans les tissus des agents de solubilisation, se dissoudra peu à peu, deviendra peu à peu résorbable, et dont l'absorption graduelle tiendra l'organisme sous l'influence d'une mercurialisation continue. On l'a appelée méthode des injections de réserve.

On a préconisé l'oxyde jaune de mercure, le mercure métallique, l'oxyde noir, l'oxyde rouge, le turbith, le cinabre, le protoiodure, enfin le calomel et l'huile grise que nous avons vu employer dans le service de notre maître.

La formule est la suivante :

> Calomel à la vapeur. 1 gram. 5o
> Huile de vaseline ... 15 grammes

Une seringue de Pravaz contient dix centigrammes de calomel. On peut commencer à moitié dose et d'autre part on n'excédera pas cinq ou six piqûres, chacune d'elles séparée de la suivante par une semaine.

Le même espace de temps sera observé entre chaque piqûre d'huile grise qu'on fera la première de deux gouttes, les suivantes de trois gouttes correspondant à trois divisions de la seringue de M. Barthélemy.

La formule employée est celle de Lang de Vienne :

> Mercure purifié...... 2o grammes
> Teinture de benjoin. 5 »
> Huile de vaseline... 4o »

On peut encore citer le sulfate de mercure, le tannate de mercure, le phosphate de mercure, le salicylate de mercure, le benzoate de mercure, le phénate de mercure, qui s'emploient en injections quotidiennes pour quelques-uns de ces sels.

De toutes ces injections c'est le calomel qui est la plus irritante, mais aussi la plus active.

« Trois précautions sont à prendre.

I⁰ — Antisepsie absolument irréprochable.

II⁰ — Nécessité empiriquement reconnue de faire pénétrer l'aiguille profondément, voire de la porter en plein muscle.

III⁰ — Nécessité de limiter les injections aux seules régions tolérantes » en tête desquelles figure toujours, comme spécialement recommandée, la fameuse fosse rétro-trochantérienne (point de Smirnoff) ou la région fessière, au niveau du point de Galliot.

Si cette méthode est d'une application commode, elle est douloureuse, un peu moins avec l'huile grise qu'avec le calomel. Outre la douleur à la piqûre, on en observe d'autres plus intenses et plus durables qui, pendant quelques jours, peuvent gêner la marche.

Au foyer de l'injection, se forme un *nodus* inévitable, conséquence forcée de l'action chimique du mercure sur les tissus et des oblitérations vasculaires symptomatiques de l'inflammation déterminée par la substance même de l'injection. Souvent petits, ils atteignent parfois la grosseur d'une châtaigne ou d'une prune et même d'une mandarine.

Le nodus peut se transformer en abcès qui, avec l'antisepsie, sont devenus rares. M. Balzer a démontré que dans les conditions antiseptiques les plus favorables, il y avait des abcès aseptiques, sans microbes, à pseudo-pus chocolat, pauvre en leucocytes. Ce sont moins des abcès que des foyers de nécrose liquéfiée. »

Dans son Traitement de la syphilis et aussi dans la Revue générale de clinique et de thérapeutique du 16 janvier 1889, notre maître parle du traitement par les *injections solubles* allié à l'iodure de potassium, etc.

Nous ne retiendrons que deux substances solubles à injecter :

A. — Le sublimé d'après la formule de Lœwing.

| | |
|---|---|
| Sublimé............ | 5 grammes. |
| Chlorure de sodium. | 1 gramme. |
| Eau distillée....... | 100 grammes. |

Une seringue de Pravaz de la solution contient 5 milligram-
mes de sublimé. Loewing emploie 1 centigramme, 2 et même 5.

B. — Martineau a préconisé les injections de peptonate
mercurique ammoniaque préparées en faisant dissoudre dans
de la glycérine et dans de l'eau un mélange de peptone de
mercure et de chlorure d'ammonium. Une seringue de Pravaz
contient un centigramme de sublimé. C'est la dose ordinaire.

On appelle cette préparation solution de Delpech.

Les inconvénients sont la douleur, le nodus, la salivation,
quelques troubles digestifs.

« Avec les injections solubles, on a une dose mathématique de
la composition mercurielle injectée, alors qu'avec des injections
de sels insolubles on agit parfois à l'aveugle.

« Les injections ont trois indications formelles et précises.

I° D'abord, dans les cas où les autres méthodes ont échoué,
et ils sont fréquents.

II° Ensuite l'intolérance des voies digestives, la nécessité
de respecter ces voies quand elles doivent être laissées libres
pour l'administration d'autres médicaments, les cas où la peau
supporte mal les frictions.

III° Enfin, dernière indication moins formelle, cas graves où
il faut une mercurialisation rapide. »

— L'association du mercure et de l'iodure porte le nom de
*traitement mixte*. Nous avons vu les deux remèdes ordonnés
séparément; mais on peut les réunir.

Le sirop de Gibert, le sirop de Boutigny, la solution de
biiodure iodurée de Ricord, pilules de Gibert, etc., contiennent
à la fois des principes mercuriels et de l'iodure.

On peut aussi suivre le traitement hydrargyrique sous forme
de frictions mercurielles.

Rappelons en passant, pour terminer, ce qui concerne le
traitement quand la syphilis a été diagnostiquée, la communication de M. Le Pileur (Ann. de dermatologie, février 1896)
sur les indications comparées des injections de calomel et des

injections d'huile grise ; une seconde, faite au Congrès de Londres par un médecin anglais, sur les injections intra-veineuses de solutions mercurielles (Ann. de dermatologie, octobre 1896). Disons que Pellizari a essayé la sérothérapie en prenant du sérum des syphilitiques arrivés à la période des manifestations générales et qu'il paraîtrait avoir eu quelques syphilis atténuées (in Gaz. hebd. de méd. et de chir., 1894, n° 19, p. 223).

Signalons aussi un cas de glossite tertiaire, développée malgré le traitement, par les injections de calomel (Com. de Mʳ G. Brouardel. in Ann. de derm., août-septembre 1896).

— Dans certains cas, la syphilis n'a pu être diagnostiquée à coup sûr, on hésite entre un épithélioma et une syphilide ulcéreuse, entre un ulcère variqueux ou un ulcère phlébitique et une gomme syphilitique ulcérative. On doit instituer le traitement qui sera la pierre de touche.

Ayons bien en mémoire les exemples de Biett, de Sinapian et tant d'autres qui montrent que la guérison a lieu par l'iodure seul alors qu'une opération chirurgicale était jugée indispensable par des hommes aussi consciencieux qu'éminents.

Voyons les résultats que donne le traitement général anti-syphilitique.

Israël, dans les Archives de Langenbeck, tome XX, a publié une statistique de 10 ulcères syphilitiques des jambes (5 hommes, 5 femmes). Il dit ceci en propres termes :

« Tous guéris à l'aide du traitement local antisyphilitique ainsi que par de nombreuses transplantations de peau (procédé de Reverdin).

Les ulcères syphilitiques étaient la plupart multiples, souvent unis à une hyperostose des os.

Dans un cas, la plus grande partie de la jambe était ulcérée.

Dans deux autres cas, les ulcérations détruisirent la peau du mollet qui, percée de nombreux trous communiquant ensemble par des trajets sous-cutanés, était comparable à un système de cordages.

Dans le plus grand nombre des cas, les ulcérations étaient à la face antérieure. Sauf les tuméfactions des cavités, les ulcères étaient pour la plupart les seuls d'apparence syphilitique probante. Les ulcérations de cette catégorie guérissaient en thèse générale plus vite que ceux qui n'étaient pas syphilitiques. »

Tel est le traitement général.

Il nous reste à voir le traitement local, le traitement hygiénique et le traitement des complications.

Beaucoup de médications, de pansements ont été préconisés pour les syphilides ulcéreuses.

Constantin Paul a des bons résultats au moyen du sparadrap de Vigo (Gaz. des Hôp., 1870, n° 105), de même M. le professeur Fournier (Journal de Méd. et de Chir. pratique, 1874). Horteloup a traité les formes ulcéreuses de la syphilis par les pulvérisations de calomel (Gaz. des hôp., 1879, n° 56).

M. le professeur Fournier dirige ainsi le traitement local (notes recueillies à la leçon clinique du 11 décembre 1896).

*a) Gomme crue*, frictions mercurielles avec KI, badigeonnages de teinture d'iode (moyen peu actif).

*b) Gomme ouverte*, favoriser l'élimination du bourbillon, bains. lotions avec de l'eau boriquée, de l'eau iodée; pulvérisations jusqu'à détersion de la gomme.

Si la plaie bourgeonne : badigeonnages au nitrate d'argent.

*c) Gomme ulcérée*, 3 points.

Balnéation utile des ulcères, saupoudrer d'ioforme l'ulcère gommeux, ouate ou traitement par occlusion avec le Vigo.

*d) Cicatrisation.* Parer aux récidives et surtout au tertiarisme, traiter le malade longuement, alors comme préventif, le mercure qui vaut cent fois l'iodure.

Mr Christiansen, dans sa thèse de 1884-1885, préconise les lavages phéniqués, le chloral en solution, l'éthérolé d'iodoforme de Martineau en badigeonnages superficiels.

MM. Barthélemy et Balzer (in Dict. Jaccoud) emploient la solution de nitrate d'argent au cinquantième, alternent cette solution et l'iodoforme dans les cas de plaies torpides; ils rappellent le pansement de Chassaignac avec de l'onguent napolitain et la pommade au biiodure.

Proksch, dans ses « Betrachtungen ueber die neueste und ältere Behandlung der Syphilis », émet l'idée que le mercure est nocif et ferait simplement disparaître les symptômes visibles de la maladie qui resterait latente aussi longtemps que persisterait l'action du mercure pour reparaître ensuite d'une façon d'autant plus grave que la constitution du malade aurait plus souffert dans l'intervalle. »

« Ne croyez pas avoir tout fait à un syphilitique quand vous lui aurez prescrit du mercure et de l'iodure, dit notre maître. Mais veillez à la santé de vos malades; conseillez-leur une vie calme, une alimentation tonique; prescrivez les amers, le quinquina, le fer, l'huile de foie de morue, l'hydrothérapie, les bains, les cures d'air. » — Pas d'excès alcooliques, ni fruits, ni glaces en grande quantité qui amèneraient la diarrhée que provoque trop souvent déjà le mercure.

Surtout ne pas oublier de consoler le malade qui se désole, ni de lui dire que sa syphilis guérira si elle est traitée suivant la méthode exposée plus haut.

Surveiller aussi les prédispositions nerveuses héréditaires ou acquises, surtout si le malade occupe une situation dans laquelle l'effort intellectuel est constant.

Dans les cas de moyenne intensité une femme prendra 1 gramme d'iodure et un homme 2 grammes dans la première semaine du traitement pour arriver dans la seconde, celle-là à 2 grammes, ce dernier à trois grammes.

Il faut en tous cas « tâter la susceptibilité du malade à l'iodure et n'augmenter la dose qu'une fois la tolérance assurée. »

Dans les cas de syphilis maligne et précoce, M. Dubuc emploie le coaltar saponiné, la liqueur de Labarraque étendue de trois fois son poids d'eau, le vin aromatique, la solution de tartrate ferrico-potassique; les pommades au précipité rouge, au stéarate de fer, au minium ou au cinabre.

Comme traitement général il administre séparément les préparations iodurées et les préparations mercurielles, ce dernier mode permettant l'accroissement progressif des doses d'iodure de potassium.

Dans le nouveau Dict. de méd., à l'article Phagédénisme et dans une leçon parue en 1879 (Journal de méd. et de chir. prat., pages 256-261), M. le P^r Fournier inscrit en tête du traitement l'hygiène, la propreté, les fortifiants ; il donne de 3 à 5 grammes d'iodure, des bains répétés, du Vigo ou de la poudre d'iodoforme.

« Alors qu'on a tout fait et tout fait en vain, sans résultats, le mieux est d'essayer de ne plus rien faire » (Ricord, Leç. clin.)

La méthode destructive est cependant quelquefois utile, les caustiques pourront être employés et surtout la pâte carbo-sulfurique de Ricord qui est un emporte-pièce à sec et à froid. »

Le fer rouge peut avoir ses indications, mais s'il faut intervenir avec prudence, il est quelquefois nécessaire d'agir avec résolution,

Nous conclurons avec notre maître (Leçons de 1874) que si l'iodure de potassium est le remède par excellence de la syphilis tertiaire, dans certains cas il n'agit pas, pour des raisons diverses, soit parce qu'il est intervenu trop tard, alors par exemple qu'un viscère était en voie de désorganisation ou d'organisation morbide avancée, soit parce que, autour de la lésion syphilitique, des lésions d'ordre vulgaire non justiciables de l'iodure se sont produites. Autour d'une gomme cérébrale il se produit une encéphalite que l'iodure ne peut guérir alors que la première lésion disparaîtra sous son influence.

Enfin certains cas sont de leur nature au-dessus de la puissance thérapeutique, tels sont ces cas où des récidives incessantes suivent des guérisons répétées, où l'on guérit toujours sans guérir jamais, tels sont ces cas enfin où aucun remède ne réussit.

*Traitement des ulcères syphilo-variqueux.* — Un ulcère de cette variété étant reconnu, on devra tout d'abord essayer le traitement ; et alors, ou bien l'iodure amènera une amélioration rapide de la plaie qui diminuera de moitié en peu de jours pour se réparer plus lentement à mesure que son étendue devient plus petite. C'est là un fait que nous avons constamment observé. Mais la médication antisyphilitique n'amène pas toujours le résultat qu'on en avait espéré et M. Gilles de la Tourette guérit en 25 jours par les pulvérisations phéniquées une femme de 59 ans qui avait été soumise pendant 3 mois à l'iodure et sans résultat. « C'est un de ces ulcères hybrides, dit ce même auteur, qui commencent chez un syphilitique par des gommes et se terminent par un ulcère variqueux ».

Donc, suivant la prédominance de l'état variqueux ou de la syphilis, le traitement devra être dirigé différemment.

*Traitement des ulcères phlébitiques.* — Deux mots seulement, ce sont des plaies simples, peu profondes, sans tendance au phagédénisme chez les malades que nous avons vus. Un pansement antiseptique bien fait, humide au début si la plaie suppure ou si elle est mal entretenue, puis sec et moins fréquent, amène la guérison au bout d'un mois et à un mois et demi chez un sujet jeune, ni syphilitique, ni variqueux.

*Traitement des ulcères variqueux.* — L'ulcère suppure et est souvent entouré d'une dermite intense, d'autres fois on a affaire à de l'eczéma variqueux. Mettons un pansement non irritant. Des compresses aseptiques avec de l'eau bouillie ou boriquée peuvent suffire et amener une amélioration notable quoique lente.

On pourra panser à la pommade boriquée, mais comme pour les compresses humides, on devra changer sitôt que la plaie aura meilleur aspect et que les lésions de voisinage auront diminué. Les compresses de sublimé en solution faible peuvent trouver quelque temps leur emploi, mais il faudra avoir recours au pansement sec et occlusif soit avec de la poudre absorbante de sous-carbonate de fer, recouverte d'emplâtre rouge, soit avec des bandelettes de Vigo. Les pansements antiseptiques à la gaze boriquée sont à recommander. Sitôt qu'une légère inflammation se manifestera au pourtour de l'ulcère, on laissera de côté l'iodoforme qui, sans cela, serait le pansement de choix. Le salol peut rendre les plus grands services.

Dans les cas d'ulcère atone, sans tendance à cicatrisation, une application d'eau oxygénée faible, ou d'une solution de nitrate d'argent est utile. Ce dernier moyen est bien plus à recommander que le crayon de nitrate qui peut donner lieu à des accidents, surtout dans des services où ils servent, à la suite d'erreur possible, à des malades spécifiques et ensuite à des sujets non syphilitiques.

Baynton fait de la compression avec des bandelettes de diachylon.

— A côté du *traitement médical*, il existe un *traitement chirurgical* qui remédie et souvent avec succès à la lenteur de la réparation ; c'est le *procédé des greffes*.

M. Thierry, dans les Annales de Derm. de 1889, dit que les greffes ne donneront de cicatrices souples et susceptibles de résister aux récidives que par la méthode de Thiersch, ou celle à grands lambeaux d'Ollier.

La méthode des petits lambeaux épidermiques, celle qui a été employée pour notre femme syphilitique héréditaire, est très-utile dans les énormes ulcères comme le sien. Ils sont empruntés à l'individu lui-même et réussissent en multipliant autant que possible les centres d'épidermisation.

M. Llobet, de Buenos-Ayres, préconise la méthode de Thiersch dans les grands ulcères chroniques.

M. Christowitz, dans sa thèse, parle des greffes épidermiques de M. Reverdin, de la greffe cutanée par approche, du curettage,

des scarifications radiées de Vidal, des incisions circonféren-
tielles de Dolbeau et de la méthode italienne préconisée par
M. le professeur Berger. M. Le Coq essaie d'abord la greffe
avec la peau de grenouille et ne recourt qu'en cas d'échec
aux procédés de Thiersch ou de M. Reverdin.

On peut faire la *cure radicale des varices* par leur extirpa-
tion, sauf chez les cardiaques toutefois, comme le recommande
M. Schwartz (1885). On lie la veine comme le dit M. Lucas-
Championnière depuis 1875. Les varices diminuent, nous en
avons des exemples dans nos observations, l'ulcère a des
tendances à la guérison qu'on peut activer en faisant des
greffes (Thèse de M. Robin, 1896).

Concluons que les ulcères variqueux ont tendance à se
guérir quand ils ne récidivent pas trop souvent et que les
lésions nerveuses concomitantes ne sont pas trop accentuées.
L'athérome, l'alcoolisme, les fatigues sont de mauvaises conditions. Si le malade qu'on devra tonifier a un ulcère rebelle,
les greffes, la ligature veineuse sont indiquées.

Grâce à la chirurgie, le nombre des vieux variqueux allant
d'hôpital en hôpital diminuera de plus en plus, et bientôt
viendra le jour où ils deviendront beaucoup plus rares.

# OBSERVATIONS

## OBSERVATION I. — Personnelle.

*Syphilide gommeuse typique*

Le nommé Henri L., 20 ans, fourreur, entre le 1er septembre 1896, salle Saint-Louis, lit n° 10, puis lit n° 32.

Rien à noter dans les antécédents.

Élevé au sein maternel, notre malade a eu à l'âge de dix ans une fièvre typhoïde d'une durée de six semaines.

En août 1895, il fut atteint d'une blennorrhagie aiguë, devenue chronique et encore persistante.

En janvier 1896, chancre induré du fourreau, dont il reste une cicatrice; en même temps, ganglions inguinaux droits. Deux mois après, éruption très légère que, seul, le médecin a vue. A la fin de mars, éruption papuleuse d'éléments très larges, dont il reste des taches encore assez rouges. Elles siègent à la partie moyenne du dos, à la région antérieure du coude gauche. Sur la jambe droite, quelques éléments épars.

A ce moment, céphalée nocturne.

Il dit avoir eu à la lèvre une plaque de moyenne étendue, en janvier, en même temps que le chancre.

Le 26 mai, entrée à la Charité pour une congestion pulmonaire avec phénomènes fébriles intenses pendant cinq jours, que le traitement spécifique a beaucoup améliorée.

Jambe gauche. — Il y a trois semaines, début d'une lésion siégeant à la partie postérieure de la jambe, un peu au-dessous du pli du jarret, puis ulcération de forme ovalaire.

A la face interne et moyenne de la cuisse gauche, tumeur petite, gangliforme, mobile sous la peau.

Tumeur ayant suppuré et située à la partie postérieure, région moyenne de la cuisse droite.

A l'avant-bras gauche, à sa partie postérieure, à l'union de son tiers supérieur avec ses deux tiers inférieurs, il y a probablement eu une gomme qui est devenue scléreuse, qui ne se traduit par rien à la peau.

Appareil respiratoire. Bronchite en arrière et à gauche.

Au sommet, signes peu nets. Submatité de la fosse sus-épineuse. Retentissement léger de la voix, quelques râles ; pas de craquements si on fait tousser le malade. C'est le poumon de ce côté qui a été intéressé par la congestion.

Pas de signes stéthoscopiques en avant, ni à droite, en arrière. Expectoration presque nulle et sans caractères.

Rien à signaler après examen de l'appareil circulatoire, et du système nerveux.

Ni sucre, ni albumine, mais urines chargées, moyennes comme abondance. Traitement. Piqûre de calomel KI, 2 grammes.

3 septembre. — Le malade nous montre l'ulcération qui résulte de l'ouverture d'une gomme située à la partie postéro-externe de la jambe gauche, à l'union de son tiers supérieur avec ses deux tiers inférieurs. Il dit que sa plaie était beaucoup plus profonde et que le traitement l'a fait bourgeonner, de sorte qu'actuellement sa partie ulcérée est presque de niveau avec la région saine avoisinante. Elle a les dimensions d'une pièce de cinquante centimes et, de plus, elle présente une petite languette d'un centimètre de longueur sur un demi de largeur.

Autour d'elles, rougeur et inflammation intenses, surtout en arrière et en dehors.

Traitement : Emplâtre de Vigo.

4 septembre. — Un peu plus bas, à la face interne de la jambe gauche, légère ulcération. — État stationnaire des gommes.

Traitement antiblennorrhagique, opiat, bicarbonate de soude.

Injections de permanganate de potasse en solution à $\frac{1}{4000}$.

8 septembre. — Piqûre de calomel à la fesse droite.

13 septembre. — Deux gommes se sont ulcérées à la face interne de la cuisse gauche. On note à la face antérieure une gomme qui paraît évoluer vers l'ulcération.

20 septembre. — Piqûre de calomel à la fesse gauche.

Les deux premières piqûres ont été bien tolérées, ne provoquant ni nodus perceptible, ni stomatite, amenant seulement avec elles une légère douleur dans la marche les deux ou trois jours qui ont suivi chacune d'elles.

Légère amélioration.

27 septembre. — Piqûre de calomel à droite.

Les ulcérations de la jambe gauche sont en voie de réparation.

Le malade sort guéri le 1ᵉʳ octobre.


## OBSERVATION II. — Personnelle.

*Ulcérations multiples chez un syphilo-variqueux*

Pierre S..., 46 ans, domestique, vient à la consultation en décembre.

Les parents n'étaient ni variqueux ni syphilitiques.

Notre malade n'a eu comme maladie qu'une blennorrhagie d'une durée de un mois suivie d'une orchite.

Il a été réformé pour des varices.

Il y a 4 ans et demi, il a contracté la syphilis. L'accident primitif était dans le sillon balano-préputial.

3 mois après le début de l'affection, syphilides secondaires.

Malgré ses varices, il n'a jamais eu d'ulcération avant sa syphilis.

Il y a six mois, début d'une ulcération qu'un traitement mixte intermittent n'a pas tout à fait guéri.

Depuis 3 semaines, aggravation.

*État actuel, jambe droite.*

Au niveau de la malléole externe, se voit une ulcération d'une surface de un centimètre et demi carré environ, à bords légèrement en arcades, non décollés, moyennement taillés à pic, à fond suintant jaunâtre.

Au-dessus petite ulcération et trois autres au-dessous situées suivant une ligne allant en bas et en arrière vers la partie postéro-inférieure du talon.

Dermite de voisinage.

Pas de distrophie-unguéale.

Pas d'ankylose tibio-tarsienne.

Sensibilité conservée.

On remarque encore, à cette même jambe droite, un bouton d'ecthyma au niveau de son tiers supérieur — des cicatrices gaufrées d'ulcérations, entre le tibia et le péroné et légèrement déprimées. Le malade a été soigné à l'hôpital Saint-Louis au moment de ces accidents.

Au tiers moyen, face postéro-interne de cette même jambe droite, très grosses varices.

Cette jambe est un peu augmentée de volume si on la compare à celle du côté gauche.

*Jambe gauche.* Bouton large comme une pièce de cinquante-centimes, au tiers moyen partie interne.

A peu près au même niveau, cicatrice jambonnée, ovalaire, mesurant trois centimètres de long sur un et demi de large.

Douleurs ostéocopes la nuit.

Chute des cheveux manifeste depuis cinq ans, c'est-à-dire un peu avant le début de sa syphilis ; mais il faut ajouter que le malade semble appartenir au tempérament dit arthritique.

Etylisme depuis quinze ans, goutte le matin. — 1 absinthe par jour, 1 litre de vin. Le malade a quelques pituites.

Appareil circulatoire. Cœur rapide, régulier.

Pouls normal, non athéromateux.

Appareil respiratoire ; Emphysème léger.

Le malade n'est revenu qu'une fois pour avoir des médicaments. On lui a donné de l'iodure de potassium : 2 grammes, 2 pilules de

Dupuytren par jour et du gargarisme au chlorate de potasse. Il nous a dit que son état ne s'était pas encore amélioré d'une manière sensible.


OBSERVATION III. — D'après la fiche N° 587 de la Policlinique.

*Ulcérations multiples chez un syphilo-variqueux.*

Alexandrine B., 5o ans.

28 juillet 1895. — Chancre induré vulvaire ancien ; syphilis linguale, papules érosives.

4 septembre. — Eruption papuleuse érosive — squameuse aux mains ; syphilide gommeuse de la jambe gauche.

Traitement : 2 pilules de Dupuytren ; KI 4 grammes ; Vigo.

11 septembre, 18 septembre. — Amélioration. Même traitement.

25 septembre. — Un peu de gastrite. Solution alcaline.

2 octobre. — La malade est atteinte de varices; ses ulcérations sont douloureuses et se réparent lentement.

Aussi supprime-t-on iodure et pilules pour faire un traitement local : poudre de sous-carbonate de fer sur la plaie et occlusion avec l'emplâtre rouge, chaque application précédée d'un lavage avec de l'acide borique.

D'après le schéma de la fiche, la malade présente trois petites ulcérations; deux sont très arrondies.

9 octobre. — Amélioration par le traitement précédent, mais des maux de tête surviennent, intenses et tenaces. Bromure de potassium.

16 octobre. — Amélioration.

3o octobre. — Amélioration. Érythème intense périphérique, cessation du traitement. Applications de vaseline boriquée, précédées de lavages boriqués.

13 novembre. — État stationnaire. Même traitement.

20 novembre. — Les ulcérations tendent vers la réparation.

1er avril 1896. — La malade revient; elle présente des ulcérations. On la met au traitement. Pilules de Dupuytren — KI. — Vigo.

15 avril. — Ulcère à fond bourgeonnant, suppuratif, à bords non décollés. Pas de troubles gastriques.

22 avril. — Même état.

10 juin. — Dermite congestive purpurique autour.

Traitement. — Nitrate d'argent en lavages. Poudre d'oxyde de zinc.

5 août. — Amélioration de la jambe.

Plaques muqueuses hypertrophiques de la lèvre et des joues (p. de Dupuytren).

16 septembre. — Ulcérations à la jambe. — Plaque muqueuse labiale. Traitement : pilules de Dupuytren. — KI.

16 novembre. — Plaque muqueuse de la lèvre inférieure.
Au 8 janvier 1897, la malade n'était pas encore revenue.

## OBSERVATION IV. — Personnelle.

*Ulcères multiples chez un syphilo-variqueux.*

Le nommé François T., 45 ans, charretier, entre le 17 octobre 1896, salle Saint-Louis, lit N° 5.

C'est un ancien malade du service. Il est resté en 1895, du 16 novembre au 17 décembre. Le registre des diagnostics porte cette mention : Varicose. — Syphilis gommeuse probable. Nous l'avions interrogé avant de consulter le diagnostic inscrit. Il a eu la syphilis en 1875, des chancres multiples (4 à 5 ?) sans bubons.

En 1880, suppuration au niveau des orteils avec chute des ongles. Actuellement ceux-ci ont repoussé, mais ils sont anormaux et les orteils sont déformés.

Varices depuis une dizaine d'années, au dire du malade.

Parlant de son séjour de 1895, le malade dit que l'ulcère avait jeté beaucoup de pus. Cette fois-ci, même chose.

*État actuel.* La plaie occupe la partie postérieure et interne de la jambe gauche à l'union de son tiers inférieur avec son tiers moyen. De forme trapézoïde, dont les deux côtés parallèles seraient verticaux, elle mesure environ 4 à 5 centimètres carrés. Bords surélevés, taillés à pic, fond jaunâtre, bourbillonneux. Elle semble avoir débuté par de l'ecthyma et avoir récidivé *in situ.*

Sensibilité un peu émoussée au niveau de la plaie.

Les tissus environnants sont tendus.

Il existe une deuxième ulcération, sur la crête du tibia, au tiers inférieur.

Rien à noter après examen des appareils respiratoire et nerveux.

Notons comme lésions de l'appareil oculaire une dilatation plus grande de la pupille droite comparée à celle du côté gauche.

Appareil circulatoire. Le premier bruit du cœur est un peu prolongé, il est hésitant, lourdement frappé.

Le pouls vibrant, athéromateux, ne donne que 54 pulsations.

Pas de sucre, pas d'albumine dans les urines.

Le malade est un éthylique.

A 23 ans, il a commencé à boire ; pendant quinze ans, il dit avoir pris jusqu'à sept à huit litres de vin, et pendant un temps un peu moins long, deux ou trois gouttes le matin et deux absinthes dans la journée.

Le malade est mis au traitement spécifique ; localement, des pansements boriqués sont prescrits.

Puis, d'après des renseignements qui nous ont été donnés (ayant dû quitter le service pendant un mois pour raisons de santé), on occlut ses plaies avec de l'emplâtre de Vigo.

A notre retour, nous prenons la note ci-dessus et nous le voyons pansé à la poudre de sous-carbonate de fer.

Ses plaies se trouvent bien de ce pansement : elles se détergent, les bords s'affaissent, et le tissu de nouvelle formation se trouve au niveau des parties saines quand le malade sort, après avoir eu pendant les trois dernières journées de son séjour des pansements humides. La plaie principale n'est pas entièrement fermée.

OBSERVATION V. — Personnelle.

*Varices.— Blessures de guerre. — Syphilis. —Ulcéres récidivants*

Le nommé Joseph C.. , 56 ans, scieur de long, entre le 21 décembre 1896, salle Saint-Louis, lit numéro 35 bis, puis lit numéro 8.

Rien à noter au point de vue varicose ou syphilis chez les ascendants ou les collatéraux.

Nourri au sein maternel, notre malade a marché à un an.

Il dit n'avoir pas eu de varices avant 1870.

Pendant la guerre, il est blessé à Etampes, à la jambe gauche principalement, qui était intéressée en totalité, sauf à la partie postérieure. Soigné au Mans pendant un mois, une cicatrice vicieuse s'ensuivit.

Le malade contracte la syphilis en juin 1872, il est soigné un mois à l'hôpital du Midi pour un chancre situé sur le prépuce.

Il entre à Beaujon en 1874 avec six ou huit ulcères à la jambe gauche. En deux mois M. Dolbeau, dans le service duquel il était, le remet sur pied en guérissant ses ulcères et en refaisant une bonne cicatrice Le malade était arrivé dans un tel état qu'un érysipèle s'est déclaré à son entrée avec quinze jours de phénomènes généraux graves.

Huit mois après, il retourne à Beaujon, son ulcère s'était rouvert en bas, au niveau du tiers inférieur, à plusieurs places, en dedans et en dehors. Il guérit encore. En 1877, entre le nez et la lèvre du côté droit, bouton croûteux qui a duré un mois et demi.

En 1879, variole soignée à Saint-Louis pendant quatre semaines et convalescence de vingt jours à Vincennes.

Il a fait d'autres séjours dans les hôpitaux.

En 1887, sixième récidive de son ulcère. Il occupe alors le N° 16 de la salle Saint-Louis.

En 1892, il est au N° 20.

Sa plaie fermée, un abcès d'origine osseuse se déclare au niveau du pied gauche et nécessite une intervention de M. Marchand. C'est depuis lors qu'il dit avoir une déformation du pied et ne pouvoir marcher que sur le talon.

En 1893, séjour à la salle Bazin.

En 1895, second séjour.

*État actuel.* — C'est la dixième fois que se montre l'ulcération.

Elle a récidivé depuis trois mois.

La plaie est située à la jambe gauche, elle commence au niveau de la malléole interne pour se continuer un peu au-dessus. Elle a la forme d'un triangle isocèle dont la base serait inférieure et les angles arrondis. Elle mesure 5 centimètres de hauteur, 4 centimètres de largeur. Les bords sont taillés à pic, le fond légèrement bourgeonnant, jaunâtre par places.

Autour d'elle, dermite.

Pas d'exostoses tibiales.

L'articulation tibio-tarsienne est ankylosée depuis 1892 à la partie antérieure de la jambe et sur le cou de pied. Œdème.

La sensibilité thermique est un peu émoussée. Notons de la dystrophie unguéale.

*Jambe droite.* En dedans et un peu au-dessus de l'articulation tibio-tarsienne se trouve une petite ulcération sans caractère qui s'est montrée sans cause connue il y a deux mois.

Dermite et empâtement périmalléolaire douloureux

Pas d'ankylose de l'articulation tibio-tarsienne.

A cette même jambe, cicatrices de coups de scie et d'éraflures ; durée deux mois ; au niveau de la plaie, pigmentation brune intense.

Réflexes rotuliens un peu retardés, le droit est légèrement exagéré.

Toute sa vie le malade dit avoir eu un tremblement qui nous paraît surtout nerveux quoique peut-être augmenté par l'étylisme léger dont il est atteint.

Pas de troubles de la vue.

Cœur normal comme rythme, bruits fortement frappés. Pouls normal. KI 2 grammes. Injections d'huile grise.

27 décembre. — La plaie bourgeonne vite sous l'influence du traitement.

29 décembre. — Deuxième piqûre d'huile grise.

2 janvier. — La plaie est diminuée de moitié.

5 janvier. — Nodosité sous-cutanée à droite qui apporte un peu de gêne dans la marche.

14 janvier. — Notre malade ne souffre plus de sa nodosité. Une piqûre a été faite à gauche.

19 janvier. — Piqûre d'huile grise à la fesse droite.

N.-B. — En feuilletant l'étude de M. Nepveu sur les ulcères syphilitiques des jambes (Rev. de chir. 1884) nous avons retrouvé

le début de l'observation de notre malade. Mais les deux interrogatoires concordant sensiblement, nous ne changeons rien.


OBSERVATION VI. — D'après MM. Canuet et Barasch (résumée) et
personnelle.

*Syphilis héréditaire. — Phagédénisme tertiaire. — Varices*

Honorine M..., 54 ans, entre le 24 avril 1896, salle Henri IV,
lit N° 37.

La malade ne peut donner aucun renseignement sur les maladies
faites par sa mère et ne signale rien au sujet de son père.

Sur six enfants issus de cette famille, il n'en reste que quatre ;
l'un est mort, à 6 ans, de convulsions, une sœur épileptique est
morte à 24 ans ; trois frères sont vivants et bien portants.

Les antécédents personnels sont plus intéressants. Elle a eu dans
son enfance des convulsions qui se sont prolongées jusqu'à six ans ;
à 11 ans, elle est restée couchée plusieurs semaines pour des abcès
multiples du bras et de la région cervicale. Il y a quatre ans, elle
a été soignée pour des douleurs rhumatismales ; c'est à l'âge de
22 ans qu'est apparue pour la première fois, à la jambe gauche,
les varices étant déjà visibles, une plaie qui est restée ulcérée
quelque temps, puis s'est fermée à la suite d'un traitement local.

A 32 ans, l'ulcération reparaît et guérit de nouveau à la suite
de pansements occlusifs au diachylon.

A 42 ans, elle est encore soignée pour un accident semblable
aux précédents. A partir de ce moment jusqu'à il y a 18 mois,
l'ulcération se cicatrise et se reproduit plusieurs fois.

Il est impossible d'obtenir les commémoratifs de syphilis acquise.
Actuellement la malade est affaiblie, anémiée, amaigrie, et présente
une série de stigmates qu'on peut rapporter à l'hérédo-syphilis.

Disons tout d'abord qu'elle n'a été en retard ni pour parler, ni pour
marcher et que son développement semble s'être fait régulièrement
Au bras droit, cinq cicatrices consécutives aux abcès signalés plus
haut : une au cou, du côté droit ; plusieurs au niveau de la ceinture
et à la fesse droite, ces dernières d'origine inconnue.

Elle présente au plus haut degré la vulnérabilité dentaire, elle n'a
plus qu'une seule dent, les autres sont tombées spontanément à l'âge
de 19 ans.

Comme manifestations oculaires. — Ectopie pupillaire. — Irido-
donésis. — Luxation du cristallin. — Lésions du fond de l'œil.

L'examen complet des yeux a été fait par M. le D^r Sauvineau.

Voici ce qu'il a constaté après dilatation par l'atropine.

Œil gauche. — Le cristallin est luxé en dedans et un peu en bas ;

il paraît aussi incliné en arrière par sa partie supérieure; il est transparent, mais non d'une transparence parfaite.

Il existe au fond de l'œil, près et en dehors de la papille optique, une tache atrophique choroïdienne blanche, présentant en son milieu et sur ses bords des amas pigmentaires.

Œil droit. — La pupille se dilate beaucoup moins bien et ne laisse pas voir le bord du cristallin, mais on voit nettement le fond de l'œil qui présente de nombreuses taches d'atrophie choroïdienne avec amas pigmentaires.

L'examen des oreilles n'a rien donné de particulier.

Quant à la lésion qui amène la malade à l'hôpital, c'est une vaste ulcération de la jambe gauche. La plaie intéresse tout le tour de la jambe et mesure 28 à 3o centimètres dans son plus grand diamètre vertical.

Son fond est bourgeonnant, fongueux, rougeâtre sur certains points, crémeux et jaunâtre sur d'autres qui prennent un aspect bourbillonneux spécial; on peut compter quatre de ces foyers.

Les bords taillés à pic sont remarquablement sinueux, composés de lignes courbes s'ajoutant bout à bout pour décrire dans leur ensemble un trajet arciforme. La configuration exacte de l'ulcération est difficile à donner à cause de l'irrégularité des bords.

En effet, on voit le bord inférieur atteindre en dedans la malléole interne, remonter en avant jusqu'à huit centimètres au-dessus de l'articulation tibio-tarsienne, redescendre brusquement vers la malléole externe, puis s'élever de nouveau pour franchir la ligne médiane postérieure à dix centimètres au-dessus du talon et enfin regagner la malléole interne.

Le bord supérieur, dans son ensemble, forme un angle à sommet inférieur, empiétant fortement sur la partie antérieure de l'ulcération et décrit ainsi un peu au-dessous des tubérosités tibiales deux arcades à concavité inférieure et à peu près symétriques. En dehors de ces bords, il existe une zone d'inflammation de peu d'étendue et de peu d'intensité, au niveau de laquelle la peau n'est pas épaissie et ne présente pas de pigmentation particulière.

Le membre dans son ensemble est œdématié, il n'y a pas de varices notables.

Le membre droit ne présente pas d'ulcération, mais on y constate un léger degré d'œdème.

La malade ne se plaint que de sa jambe.

On ne trouve rien au poumon ni au foie.

Les bruits du cœur sont sourds et à certains moments on peut constater un léger érythème, ce qui aurait fait donner autrefois au malade de la digitale.

Ni albumine, ni sucre dans l'urine.

Après dix jours de traitement par l'iodure et par le repos (qui d'ailleurs n'a pas été absolu), l'aspect de l'ulcération s'est entiè-rement modifié, les points bourbillonneux ont disparu ; le fond nettoyé, rouge vif, bourgeonne et n'est plus déprimé, les bords se séparent rapidement, l'étendue de la lésion a notablement diminué.

PARTIE PERSONNELLE

A notre arrivée dans le service de M. le professeur Fournier, la malade a le traitement suivant :

KI deux grammes ; gargarisme au chlorate de potasse; vin de gentiane.

Comme traitement local, après des pansements humides, et quand la plaie s'est modifiée, on a mis du salol, quelque temps après de la gaze et de la poudre d'iodoforme.

Actuellement, au 12 août, pansement au vin aromatique après lavages phéniqués.

On a fait, il y a une quinzaine, des greffes au niveau de l'ulcère qui est aujourd'hui le siège d'une suppuration abondante, les bords sont macérés et il est à craindre que les greffes ne prennent pas. 1 gramme seulement d'iodure de potassium.

19-20 août. — La plaie de la malade est colorée par places. On fait un ensemencement du pus et la culture donne du bacille pyocyanique. 4 grammes d'iodure de potassium.

21 août. — On fait les pansements avec le plus grand soin avec des compresses de sublimé.

26 août. — La plaie est redevenue normale ; il n'y a plus de sphacèle.

5 septembre. — La partie principale de l'ulcération a la forme d'un H dont le jambage interne un peu renflé en son milieu se termine à ses deux extrémités en pointe, dont le jambage externe deux fois plus gros et large de trois centimètres, de calibre égal, se termine en haut et en bas à angle droit, il a donc sensiblement la forme d'un rectangle.

Les jambages sont reliés par une perte de substance transversale à peu près carrée, et de deux centimètres de côté.

A la partie moyenne du jambage interne, l'ulcère envoie un divèr-ticule qui le fait communiquer avec la portion postérieure d'étendue assez considérable en avril, de dimensions très réduites aujourd'hui ; — même diverticule, mais placé un peu plus bas, part du jambage externe pour continuer la plaie en dehors et à la partie postéro-externe.

Les dimensions de cet H sont de 6 à 7 centimètres transversalement et de 10 centimètres en hauteur. Pansements iodoformés.

Le sphacèle a depuis dix jours entièrement disparu.

15 septembre. — La malade trouve une grande amélioration à son état. L'ulcère conserve la même forme, mais les bourgeons charnus deviennent très nombreux et on les cautérise tous les deux jours au nitrate d'argent.

2 octobre. — Les pointes du jambage externe s'arrondissent et il se fait là du tissu nouveau. Pansements salolés.

7 novembre. — Dans le courant d'octobre on a suspendu les pansements au salol pour des compresses enduites de vaseline boriquée.

Enfin on a pansé deux fois avec une solution de chloral, puis trois fois avec de la poudre de sous-carbonate de fer.

Actuellement on a repris depuis quelques jours les pansements à l'eau boriquée.

La plaie est bourgeonnante et dans beaucoup de points s'élève au-dessus du niveau des parties saines.

Les diverticules que chaque jambage envoie pour faire communiquer les parties antérieures avec les parties postérieures de l'ulcère sont complètement cicatrisés. La forme générale de la plaie est la même, elle affecte maintenant celle d'un H qu'on aurait diminué dans ses dimensions.

Les sensibilités douloureuses, tactile et thermique sont conservées. — On reprend dans le courant de décembre les pansements humides au sublimé.

23 décembre. — On prend à la face interne de la cuisse droite vingt carrés de peau de trois à quatre millimètres carrés de surface et on les porte sur la plaie, au niveau de ses bords.

Le 28 décembre, on voit, au pansement du matin, que la moitié environ des greffes ont pris et que l'ulcère est en bonne voie de réparation.

## OBSERVATION VII. — Personnelle.

*Syphilis héréditaire. — Paralysie spasmodique. — Varices.*
*Ulcération de la jambe gauche.*

Paul G..., âgé de 48 ans, employé, entre le 9 novembre 1896, salle Saint-Louis, lit n° 24.

*Antécédents héréditaires.* — Père mort d'accident.
Mère morte à 56 ans.

*Antécédents collatéraux.* — Huit frères ou sœurs morts (*Poly-mortalité*).

1 sœur morte de fièvre typhoïde.

1 frère mort à 7 ans 1/2 de coxalgie.

6 frères ou sœurs morts à un âge inconnu et de maladie ignorée du malade.

1 frère vivant, 50 ans; une sœur vivante, 40 ans.

*Antécédents personnels.* — Mis en nourrice, il a eu le croup.

Dans le bas âge également, il a eu la rougeole.

Depuis une vingtaine d'années, il a des rhumes faciles, au début de la mauvaise saison.

*Taille.* — Réformé pour défaut de taille, il n'a que 1 m. 53 au lieu de 1 m. 54 exigible à ce moment.

En 1892 (de janvier à mai), rhumatisme soigné par M. le professeur Debove. Début par les petites articulations des orteils.

Vers le mois de mars, les articulations des doigts sont prises.

A la fin de ce mois, symptômes cérébraux du rhumatisme.

Lecture impossible, vue atteinte.

Pas de température supérieure d'une façon constante à 39°.

Convalescence à Vincennes, quinze jours.

Il dit n'avoir pas eu de complications cardiaques.

En 1894, hernie inguinale droite opérée par M. Delbet.

*Étiologie.* — Début de la lésion ignorée. Pas de cicatrice à la verge, Le malade nie avoir eu la roséole. L'alopécie survenue à 21 ans venait du travail qu'il était obligé de faire dans des caves humides. Les maux de tête surviennent le jour, cessant, dit-il, la nuit.

*Éthylisme.* — Pendant huit ans, il a pris la goutte le matin, quelquefois l'absinthe; il boit du vin et du café en quantité moyenne.

Il a un tremblement léger et des sueurs faciles.

**État général.** — Il maigrit depuis dix ans.

*Jambe gauche.* — En 1883, éléphantiasis rendant la marche impossible. A la suite d'une rupture veineuse, on lui a fait une petite opération sous chloroforme, et, six semaines après, il était guéri sans avoir vu sa jambe s'ulcérer notablement.

L'ulcère actuel date de dix mois et, malgré des pansements à l'Hôtel-Dieu, il s'est étendu et aggravé.

*Inspection.* — A l'union du tiers inférieur et du tiers moyen, ulcération siégeant à un centimètre en dehors de la crête tibiale et occupant la région antéro-externe de la jambe.

*Forme.* — Elle est celle d'un 8 placé horizontalement et dont les deux segments communiqueraient entre eux. Rétrécie à sa partie moyenne, elle semble constituée par la fusion de deux éléments primitifs.

*Dimensions.* — Longueur : 4 travers de doigts. Largeur maximum : 2 petits travers de doigt.

*Bords* surélevés, non décollés, peu taillés à pic.

*Fond* inégal, surtout à la partie inférieure de la moitié interne du 8.

On y voit des bourgeons d'un rose pâle entre lesquels des dépressions à demi comblées par des exsudats jaunâtres d'aspect lardacé, diphtéroïde.

*Palpation.* — Au-dessus de l'ulcère, dermite très légère.

Au-dessous de lui, elle est plus accentuée. On remarque une tension des tissus appréciable surtout au doigt au niveau de la crête tibiale. Au niveau de la plaie, on voit trois zones qui sont en allant de dedans en dehors.

*a*. — La plaie.

*b*. — Dermite violacée formant une bande à peu près régulière, large de deux travers de doigt et entourant la plaie.

Elle est parcourue par de larges sillons bleuâtres, veines dilatées et molles sous le doigt.

*c*. — Dermite sèche, exfoliante.

En dehors de la région ci-dessus décrite, on remarque des taches ecchymotiques à la partie postérieure et moyenne de la jambe, au-dessous de la masse des jumeaux.

Au niveau de la face interne et du tibia, dermite sèche, cordons veineux durs, bosselés, inégaux.

Au-dessus de la plaie et à la partie postéro-interne, à quatre travers de doigt au-dessous du genou, tache avec desquamation furfuracée, tache ecchymotique.

Varices sous forme de cordons de consistance moyenne remontant jusqu'à l'aîne. Sur le dos du pied, varicosités.

*Appareil osseux*. — L'articulation tibio-tarsienne gauche a un commencement d'ankylose se traduisant objectivement par de la boiterie et des mouvements peu étendus.

*Jambe droite*. — Varicosités.

*Appareil nerveux*. — Trépidation épileptoïde ébauchée à la jambe gauche.

Marche lourde, pénible, les pieds écartés l'un de l'autre.

Pas de signe de Romberg, le malade fait demi-tour sans hésitation et peut s'arrêter immédiatement après.

Réflexes patellaires exagérés.

Sensation de chaleur pervertie au niveau de la plaie, où un verre froid est considéré comme chaud.

Diagnostic de M. le professeur Fournier : *paraplégie d'Erb*.

*Appareil sensoriel*. — Inégalité pupillaire. Vue plus nette maintenant qu'en 1892. Audition conservée.

*Appareil digestif*. — Glossite desquamative, tertiaire, superficielle. Dents. — Echancrure sur une incisive supérieure médiane.

Troubles rectaux.

Foie normal.

*Appareil respiratoire*. — Nez épaté, poumons normaux.

*Appareil circulatoire*. — Au deuxième temps, passagèrement, un bruit surajouté. Pouls un peu vibrant.

Troubles vaso-moteurs des membres. Sueurs des pieds.

*Appareil urinaire*. — Troubles vésicaux ; le malade ne retient plus ses urines ; celles-ci, de coloration un peu pâle, sont en abondance moyenne. On y trouve des pigments biliaires en petite quantité, peu d'urates, ni albumine, ni sucre. L'incontinence remonte à quatre années.

Traitement. — KI 2 grammes.

20 novembre — Même marche, lente, pénible.

Conservation de la force musculaire.

23 novembre. — Urines non retenues.

Le 19 et le 22 novembre, application de nitrate d'argent au niveau de sa plaie, qui bourgeonne et se cicatrise rapidement. On examine attentivément le malade.

On constate une tache sur la cornée droite, près la pupille.

Au système dentaire. — Echancrure des incisives supérieures.

Absence de la première petite molaire.

Meurtrissures ayant produit du tissu de cicatrice au niveau de son bandage et causées par lui ; mais dans le dos et dans la région lombaire gauche, cicatrices d'origine inconnue du sujet.

Sclérose testiculaire. Testicule droit atrophié.

Réflexes impulsifs. — KI, 4 grammes.

7 décembre. — La marche est un peu moins pénible ; amélioration plus sensible.

12 décembre. — Le malade part à Vincennes.


### OBSERVATION VIII. — Personnelle.
Prise dans le service de M. le docteur Hallopeau.

*Ulcérations multiples du tiers moyen de la jambe droite. — Syphilis ignorée.*
*— Guérison par le traitement. — Pas de varices.*

La nommée Rosalie M..., 53 ans, cuisinière, entre le 16 novembre 1896, salle Lugol, n° 5.

Rien à noter dans les antécédents héréditaires qui fasse penser à une syphilis possible des parents. La mère n'a pas fait de fausse couche.

Huit frères ou sœurs (parmi ces dernières, une est morte). Tous ont perdu leurs dents de bonne heure. Leur pays natal est très marécageux, l'eau de mauvaise qualité, séléniteuse ou tout au moins calcaire, d'après ce que l'on peut conclure des renseignements donnés par la malade.

Celle-ci est fort difficile à interroger et nie avec la plus grande énergie toute spécificité.

Voici ce qu'elle nous dit au point de vue de ses antécédents. Il y 18 mois, eczéma, soigné avec de la pommade à l'oxyde de zinc. — Quelque temps après, séjour à l'hôpital Cochin pour des ulcères qu'on occlut avec du Vigo. Elle sort sans être complètement guérie et se fait faire des pansements boriqués à la consultation.

Puis son état s'aggravant, elle serait venue pendant deux mois à l'hôpital Saint-Louis et on lui aurait donné un sirop. A son entrée à l'hôpital, le diagnostic est hésitant, mais l'absence de varices et la multiplicité de plaies à bords taillés à pic font instituer le traitement spécifique.

Nous la voyons dans les derniers jours de novembre. Les ulcérations ont débuté, nous dit-elle, par une première plaque siégeant à la jambe droite, partie inféro-externe, et une seconde, à peu près au même moment, à la partie supéro-externe du tiers moyen.

Cette première plaque elle-même, qui est aujourd'hui la plus grande, a commencé par de petites ulcérations qui se sont agrandies progressivement pour se réunir et se fusionner en une seule.

Chacune des plaies prise en particulier est de contour net, comme taillée au bistouri, les bords sont à pic et décollés par places cependant dans les plus grandes.

On compte en dehors de la crête tibiale, une grande plaie ovalaire à grand diamètre supéro-interne mesurant 3 centimètres de largeur sur 6 de hauteur et qui est entourée de six petites ulcérations assez profondes, relativement à leur surface.

Distante de la précédente de trois centimètres, et toujours au tiers moyen, on trouve au-dessus d'elle une plaie transversalement placée mesurant 5 centimètres sur 1 de hauteur qui résulte d'après sa forme de la réunion de deux éléments primitivement distincts. Autour d'elles deux petites ulcérations. En dedans de la crête du tibia, on trouve, en procédant également de bas en haut, deux plaies à la limite de la partie externe et postéro-externe du tiers moyen.

Plus haut, ulcère unique primitivement double de par sa forme, à grand diamètre vertical : il mesure 4 centimètres sur 1 dans le diamètre transversal ; il est entouré de trois ulcérations d'un centimètre carré chacune.

Enfin, à la partie supérieure du tiers moyen, entre la crête tibiale et les lésions précédentes, ulcère rappelant la forme d'un parallélogramme avec étranglement médian, auquel peut s'appliquer par conséquent la remarque faite à propos de la description de la dernière plaie.

Placé transversalement, il mesure 3 centimètres sur 1 de hauteur. Les plaies de la partie interne sont les plus récentes.

La sensibilité tactile est conservée ainsi que les sensations thermiques, mais la douleur est très exagérée.

Entre toutes ces ulcérations il y a de la dermite chronique, de la sclérodermie. Les réflexes plantaires sont normaux, les réflexes patellaires à peu près normaux.

Il n'y a pas d'ankylose tibio-tarsienne de la jambe affectée. Traitement : iodure de potassium ; application de compresses au sublimé ; sirop de Gibert.

Du 25 novembre au 2 décembre, après huit jours de traitement, les ulcérations sont méconnaissables ce dernier jour, tant le fond s'est relevé.

Le traitement vient donc en aide au diagnostic en le confirmant. La malade n'a rien au cœur ; elle ne présente ni adhérence artériel, ni varices.

C'est une névropathe qui exagère ses sensations, qui s'émeut facilement et qui offre des troubles de caractère.

Elle n'a aucun signe d'étylisme.

**OBSERVATION IX** (Observation III de la th. Bardury et personnelle).

*Syphilide ulcéreuse simulant l'ulcère variqueux*

Marie D..., 48 ans, ménagère, entre le 14 décembre 1896, salle Henri IV, lit N° 40.

*Antécédents héréditaires.* — Son père est mort à l'âge de 58 ans, d'apoplexie cérébrale. Il avait fait de grands excès de boissons. La mère est morte à l'âge de 60 ans, probablement diabétique, elle n'avait jamais eu de crises de nerfs, mais elle était mélancolique et pleurait facilement. Elle avait eu dix grossesses ; cinq fausses couches et cinq enfants vivants. Sur les cinq enfants, quatre sont morts, entre 20 et 25 ans, de tuberculose pulmonaire.

*Antécédents personnels.* — Aucune maladie dans le jeune âge. Réglée très tard, vers l'âge de 18 ans et depuis lors très régulièrement. Etant enfant, elle apprenait difficilement ses leçons et était souvent punie à l'école.

Elle s'était mariée à 24 ans et a eu dix grossesses.

Comme pour sa mère, les cinq dernières se sont terminées par des fausses couches.

Sur les cinq enfants, une fille seule vit, elle est âgée de 17 ans et se porte très bien. Les quatre autres sont morts en bas âge :

Le premier, de méningite, à l'âge de 2 ans.

Le deuxième, de rougeole, à l'âge de 4 ans et demi.

Le troisième, d'accidents méningés, à l'âge de 6 ans.

Le quatrième, d'accidents méningés, à l'âge de 14 ans.

Le mari, âgé actuellement de 40 ans, est grand buveur et a des crises de delirium. Depuis un an, il boit beaucoup moins.

La malade, bien qu'elle ne l'avoue pas, est alcoolique et a eu des cauchemars, des pituites le matin, des crampes dans les jambes.

Elle est également syphilitique, mais le début de sa syphilis n'a pas pu être précisé. Vers la fin de l'année 1894, elle a eu sur les cuisses et le tronc, une éruption formée de petites papules agglomérées. Cette éruption fut considérée comme de nature spécifique et céda au bout de quelques jours à un traitement mixte. Deux pilules de protoiodure et iodure de potassium.

Peu de temps après, elle présenta une ulcération sur la grande lèvre droite.

Elle entra pour la première fois dans le service de M. le professeur Fournier du 19 janvier 1895 au 16 février (lit n° 6), pour cinq ou six ulcérations de la jambe droite, datant de quatre ans.

A la jambe gauche, elle présente des cicatrices.

Pansée quelques jours à la poudre de sous-carbonate de fer que recouvrait de l'emplâtre rouge, elle fut mise au traitement spécifique et avec raison, car les résultats ont été rapidement des plus satisfaisants et la malade sort guérie.

— Au mois de juin 1895, ayant dîné comme d'habitude et sans avoir éprouvé aucun malaise antérieur, d'après ce qu'elle dit, elle eut brusquement la sensation d'un voile devant les yeux, elle sentit sa langue s'embarrasser et tomba sans connaissance.

Elle ne peut fournir aucun renseignement sur la durée de cet ictus. En revenant à elle, elle constata, non sans stupeur, qu'elle avait une hémiplégie complète du côté droit avec aphasie. Au bout de trois à quatre jours, la parole et les mouvements revinrent peu à peu. Elle entra pour la deuxième fois à la salle Henri IV, le 8 juin 1895 (lit n° 9) et le registre de la clinique porte la mention suivante : « Syphilides ulcéreuses des jambes ; artérite cérébrale ancienne ; aphasie ».

Depuis cette attaque d'émiplégie, le bras droit est plus faible ; la malade peut encore coudre, mais elle est vite fatiguée et ne peut plus faire son métier de ménagère.

Troisième séjour, du 7 septembre 1895 au 19 octobre (lit n° 26).

Diagnostic : « Ulcère variqueux chez une syphilitique ». La plaie se ferma assez rapidement.

Le cahier porte en outre « incontinence d'urine » dont il n'est pas parlé à cette date dans la thèse de Bardury.

Le 11 janvier 1896, la malade entre, pour la quatrième fois, salle Henri IV, où elle occupe le lit n° 40.

On constate alors chez elle des accidents d'ordre médullaire dont elle ignore absolument l'époque d'apparition. L'intelligence a beaucoup diminué ainsi que la mémoire, et l'interrogatoire de la malade est très difficile.

Son état, le 6 mars 1896, est le suivant :

La malade garde le lit presque toute la journée et parle très peu avec ses voisines. Elle pleure ou rit très facilement et paraît très affectée de son état. Sa marche est encore possible, quoique pénible : le pied droit surtout se déplace assez difficilement et traîne presque sur le parquet.

Pas d'incoordination motrice, pas de sensation de tapis sous les pieds. Quand on fait marcher la malade et qu'on lui commande de s'arrêter ou de se retourner brusquement, on constate une certaine hésitation. Les yeux ouverts, elle peut se tenir à cloche-pied sur le pied gauche seulement, mais elle ne peut accomplir le même exercice les yeux fermés.

Le réflexe rotulien est normal. La trépidation épileptoïde du pied, que M. le professeur Fournier avait obtenue les jours précédents, n'existe plus aujourd'hui.

La force musculaire est conservée dans les membres inférieurs.

Incontinence d'urine continue : la malade n'a connaissance de la miction que quand elle se sent mouillée.

Constipation opiniâtre, elle ne perd pas ses matières.

La sensibilité à la piqûre est abolie dans le membre supérieur droit, au pied et à la jambe du côté droit, simplement diminuée à la racine du membre supérieur droit.

Du côté gauche, plaques d'anesthésie au membre supérieur.

En dehors de ces plaques, retard considérable dans la perception des sensations. Au membre inférieur, la sensibilité est normale.

La sensibilité à la chaleur et au contact est partout conservée. A la face, sensibilité diminuée du côté droit, normale à gauche. Pas de paralysie oculaire; pas de troubles dans l'articulation des mots.

Amaigrissement général. Le bras droit est plus faible que le gauche au dynamomètre. Léger degré de contracture des muscles autrefois paralysés.

Aux deux jambes, dilatations veineuses superficielles, cicatrices d'ulcères variqueux guéris.

Bronchite généralisée.

Traitement : injection de calomel et iodure de potassium.

PARTIE PERSONNELLE

La malade a dû sortir à une date non inscrite dans la remarquable observation qui précède puisque le cahier de diagnostic porte un séjour (qui est alors le cinquième) du 16 mai 1896 au 20 juin (lit n° 28) et seulement cette mention « Syphilis ancienne, phénomènes médullaires, Hémiplégie droite il y a un an. »

Sixième séjour. Entrée le 14 décembre 1896, salle Henri IV, lit n° 40. Avant de prendre connaissance du commencement de l'observation que nous venons de donner, nous avions essayé de la reconstituer : nous n'avions pu recueillir que quelques détails sur ses maladies antérieures et avec la plus grande difficulté.

Après vérification, nous voyons que tout ce qu'elle nous dit est exact : sa mémoire serait donc revenue en partie. En ce qui a trait à son ictus ancien sur la durée duquel elle n'avait donné aucun renseignement, elle raconte qu'elle fut sans connaissance pendant 24 heures et que l'hémiplégie consécutive a duré 25 jours.

Voyons maintenant ce qui a trait à l'ulcération qu'elle présente à la jambe gauche. On la voit peu profonde, à bords non taillés à pic  Le fond serait plus rapproché des parties saines qu'il ne l'a été.

Elle est située en dedans de la malléole interne et à son niveau par sa partie supérieure. Sa forme est ovalaire, à grand diamètre vertical. Ses dimensions sont : un centimètre de largeur sur 4 centimètres de longueur. Au-dessus tissu cicatriciel et dermite de pigmentation brunâtre intense étendue.

Retard des perceptions là où elles sont senties.

Pas de sensations thermiques au niveau des pigmentations et des ulcères. Sensibilités douloureuse et tactile abolies par places. Réflexe patellaire nul à gauche.

Jambe droite. — Ulcération il y a 3 ans pour laquelle la malade se rappelle être venue salle Henri IV et avoir reçu des piqûres de benzoate ou avoir pris des pilules et avoir été soumise au traitement ioduré.

## OBSERVATION X. — Personnelle

*Syphilides gommeuses ulcératives simulant l'ulcère variqueux. —*
*Phagédénisme. — Syphilis ignorée*

Lucien G., 56 ans, entre le 24 novembre 1896, salle Saint-Louis, lit n° 29.

Début des varices il y a vingt ans.

Quelque temps après, l'œdème survenait facilement à la suite de la moindre fatigue ; les membres inférieurs devinrent vulnérables et la peau s'ulcéra. La guérison survint en six semaines. Trois ou quatre ans plus tard, récidive. Durée : un mois.

L'année suivante, il y a donc environ quinze ans, résection de la saphène interne gauche (ce côté était alors le plus malade), dans le service de M. le Dr Tenneson (1881).

Deux ou trois ans après (il y a par conséquent douze à treize ans), quatrième atteinte, hospitalisation de dix-sept jours dans le même service.

Depuis douze ans, le malade a fait quatre séjours à l'hôpital

L'opération subie en 1881 n'a pas fait diminuer l'étendue des ulcères survenus dans la suite d'une façon très sensible, mais a amené, dit-il, un état moins mauvais des tissus. A droite, au contraire, aggravation de l'état local.

*État actuel.* — On voit, en effet, sur la jambe droite, à l'entrée du malade dans le service, un ulcère énorme, entouré d'autres plus petits, qui occupe le tiers inférieur et une partie du tiers moyen, intéressant presque toute la circonférence de la jambe, sauf une faible portion de la face postérieure.

Il n'affecte aucune forme régulière; cependant, après en avoir fait le schéma, on voit que son bord supérieur est à peu près partout également distant de son bord inférieur et que les parties latérales, sensiblement parallèles l'une à l'autre, donnent par suite, quoique de fort loin, l'idée d'un parallélogramme.

Il est divisé en trois parties comprises entre des presqu'îles de peau œdématiée mais non ulcérée.

A. — Une partie, la moins sinueuse et la moins tourmentée, qui commence, étroite, à la face postéro-externe de la jambe, où elle ne mesure que deux centimètres en hauteur, pour s'élargir ensuite surtout vers le bas à la face externe.

Les bords sont taillés à pic. Le fond inégal présente contre le bord supérieur un îlot bourbillonneux d'aspect jaunâtre crémeux, peu adhérent aux parties sous-jacentes.

Dimensions. — 8 centimètres en hauteur, 10 transversalement.

B. — Une partie moyenne. Le bourbillon précédent, en haut, d'une part, et une étroite presqu'île de peau saine, longue de deux centimètres, en bas, d'autre part, limitent cette seconde partie (limite externe) qui en dedans est bornée en haut par une étroite et sinueuse presqu'île dont l'axe est inféro-interne, et en bas par un cap de peau saine. Elle correspond à la face antérieure de la jambe.

Les bords sont un peu surélevés, taillés à pic.

Le long de la presqu'île supérieure et interne se trouve de son côté externe un bourbillon long et étroit sensiblement parallèle à sa direction.

En plein ulcère se trouvent trois îlots de peau et de tissu sous-cutané absolument sains, deux très petits et un mesurant deux centimètres carrés environ. Le fond est très inégal.

C'est surtout dans cette seconde partie que l'ulcère a son aspect et son allure phagédéniques le plus prononcés.

Dimensions : 7 centimètres en hauteur, 8 transversalement.

C. — Une troisième partie occupant les faces antéro-interne et interne de la jambe. C'est la plus typique et celle qui donne le plus à réfléchir au point de vue de la nature de l'ulcération. Elle est en effet presque uniquement composée par deux grandes baies.

α — L'une supérieure, limitée en dehors par la presqu'île précédemment décrite, en bas et en dedans par une autre dont les deux bords constituants sont égaux.

Le contour de ce golfe est net et comprend deux arcades secondaires. Le fond inégal présente deux îlots bourbillonneux.

β — L'autre inféro-interne, plus largement ouverte que la précédente, présente aussi un contour circiné. Bords taillés à pic. Fond inégal. Un îlot bourbillonneux.

Dimensions de cette troisième partie. 8 centimètres en hauteur, 11 transversalement.

La jambe est augmentée de volume, aussi la plaie a-t-elle son plus grand diamètre transversal qui dépasse 30 centimètres. Sa hauteur est de 10, et par endroits de 12 centimètres.

Au-dessous de la partie étroite de la face postéro-externe est une plaie de forme très irrégulière à la partie inférieure de laquelle on note une presqu'île de peau saine limitant deux golfes de dimensions à peu près égales.

Les faces latérales sont comme découpées au bistouri, formant avec la partie supérieure une série d'arcades.

Mêmes caractères que ceux donnés à propos de l'ulcère précédent mais pas d'îlots bourbillonneux.

Dimensions. — 8 centimètres dans la plus grande largeur.

Au-dessus du grand ulcère et à la face antérieure de la jambe, deux petites ulcérations, dont la plus grande, à grande dimension transversale, a une étendue de 3 centimètres carrés.

Toutes les parties bourbillonneuses ont comme caractère commun de présenter une odeur extrêmement fétide, et de rendre moins inégale la surface de l'ulcère en comblant quelques-uns de ses points les plus profonds.

La moitié supérieure de cette même jambe droite est intéressée par de la dermite, de l'œdème, inférieurement. Plus haut, elle est brillante, présentant un aspect lisse, cireux superficiellement, blanc jaunâtre de fond. Ce tissu semble être du tissu de cicatrice.

*Jambe gauche.* Dans la moitié inférieure, se voit en dedans une ulcération capricieusement découpée dont l'axe est dirigée en bas et en dedans. Elle offre un contour circiné par places. Dimensions : 8 centimètres sur 3.

Séparée par trois travers de doigt de l'ulcère précédent, se trouve en dehors de lui une plaie de forme beaucoup plus régulière, trapézoïde, dont les deux côtés parallèles sont verticaux. Les bords sont moyennement taillés à pic.

Les dimensions sont de 5 centimètres en hauteur sur 4 centimètres transversalement.

Au-dessus deux petites ulcérations, une troisième en bas et en dedans, une quatrième, inférieurement, la plus grande de ces plaies pour ainsi dire satellites, placée transversalement, qui mesure 4 centimètres dans sa plus grande largeur et 1 centimètre en hauteur.

Examinons maintenant les cicatrices que présente cette même jambe. Une première existe au niveau de la partie inférieure de la rotule à la suite d'une plaie survenue il y 7 ou 8 ans. Dans la moitié supérieure de la jambe, nombreuses cicatrices blanchâtres occupant les faces externe et antérieure et entourées d'une pigmentation brunâtre. Elles ne sont ni déprimées, ni gaufrées. La peau est tendue dans cette région surtout au niveau de la crête tibiale.

L'articulation tibio-tarsienne subit un commencement d'ankylose. Celle du côté gauche a des mouvements presque nuls.

Les réflexes sont égaux des deux côtés, mais un peu plus prononcés que normalement.

A gauche, pas de troubles appréciables de la sensibilité.

A droite, sensibilité tactile nulle par places, au niveau de la dermite ; retardée en d'autres points plus voisins des parties saines. De même pour la sensibilité douloureuse.

Les sensations de chaleur et de froid sont perçues comme des sensations de tact.

Traitement. — Iodure : 2 grammes ; Pansements humides.

3 décembre. — Tout interrogatoire au point de vue d'une syphilis antérieure est resté nul comme résultat à l'entrée du malade qui ne présente pas de stigmates d'hérédo-syphilis. On lui donne maintenant 3 grammes d'iodure.

L'amélioration de ses plaies est déjà notable surtout à la partie externe et postérieure de la jambe droite au niveau de l'ulcère moins étendu que l'ulcère principal.

Le grand ulcère lui-même commence à se déterger également à sa partie postéro-externe.

8 décembre. — M. le professeur Fournier montre ce malade en bonne voie de guérison avec le diagnostic gomme en nappe et il ajoute « n'était le mauvais état des tissus, les nombreuses plaies du malade et même son ulcère principal seraient déjà guéris. » (Leçon du mardi).

La plaie se répare rapidement et est le siège de nombreux bourgeons charnus. Cautérisations tous les deux jours au nitrate d'argent.

15 décembre. — Les progrès dans la cicatrisation semblent s'être un peu ralentis. On fait une piqûre de calomel à notre malade.

22 décembre. — La première piqûre a été bien supportée, ne

provoquant ni nodus perceptible, ni stomatite, ni douleurs locales, ni douleurs dans la marche  Ce matin seconde piqûre.

24 décembre. — La grande plaie est maintenant comprise entre deux lignes courbes, parallèles, concentriques, à concavité dirigée en bas et en arrière, et distantes l'une de l'autre de deux centimètres. Sa longueur est de dix centimètres. Elle occupe la face antérieure de la jambe droite. Elle est beaucoup moins profonde. Au dessus d'elle est encore une petite plaie d'un centimètre carré de surface.

A la face postérieure, très petite plaie, c'est ce qui reste des ulcérations qui intéressaient la partie postéro-externe de la jambe. Pansements iodoformés.

Les ulcères de la jambe gauche sont presque entièrement cicatrisés, il ne reste plus qu'une légère partie rouge et de niveau avec les parties saines à chacun des deux plus grands.

Disons de nouveau que les cicatrices que cette jambe présente au tiers moyen sont caractéristiques de la spécificité avec leur liseré brun-rougeâtre qui les sépare de la peau saine, liseré polycyclique et leur centre jaune pâle.

Parmi les plaies récentes, celle de la face antéro-externe s'est réparée la première. D'aspect rouge vineux, elle présente sa peau de nouvelle formation, plissée suivant la longueur, et de niveau avec les parties saines. La pigmentation périphérique n'a pas encore apparu comme elle existe dans les cicatrices anciennes.

Si on cherche à ce niveau la sensibilité douloureuse, on la trouve pervertie ; la sensibilité thermique est fortement émoussée. Les réflexes patellaire et cutané plantaire gauche sont exagérés, surtout ce dernier.

L'ankylose tibio-tarsienne n'a pas augmenté.

On trouve une déformation du second orteil, survenue, dit le malade, à la suite d'un accident.

On observe de la dystrophie unguéale du gros orteil, mais elle ne paraît pas tout à fait semblable à celle des variqueux simples, car l'ongle est moins épaissi et n'est pas ostréacé.

29 décembre. — Piqûre de calomel.

La piqûre du 22 a été bien supportée.

3 janvier 1897. — Même état des plaies qui bourgeonnent mais sans diminuer d'étendue.

A la jambe droite nous trouvons un réflexe patellaire plus exagéré que celui de gauche et un réflexe cutané plantaire normal.

La sensibilité douloureuse est diminuée, la sensibilité thermique presque abolie au niveau des tissus de nouvelle formation.

La piqûre du 29 décembre a amené un nodus que l'on sent à la fesse gauche et superficiellement. Il est enflammé.

Il n'a pas provoqué de fièvre chez notre malade.

5 janvier 1897. — Piqûre de calomel (fesse droite).

8 janvier. — Depuis trois jours, douleurs à la suite de la dernière piqûre ; nodus petit et ne se traduisant par rien à la peau.

Même état des plaies de la jambe droite. Celles de la jambe gauche sont cicatrisées, il ne reste plus qu'une croûte à la partie antéro-externe (moitié inférieure).

Le malade est sorti guéri vers le 15 janvier 1897.

### OBSERVATION XI. — Personnelle.

*Syphilides gommeuses ulcératives. — Syphilis ignorée. — Varices.*

Emilie P... 49 ans, cuisinière, entre le 30 octobre 1896, salle Henri IV, lit n° 15.

*Antécédents héréditaires.* Père mort à 96 ans.

Mère non variqueuse, morte à 70 ans, a fait une fausse couche.

*Antécédents collatéraux.* Un frère, trois sœurs, tous sans varices.

*Antécédents personnels.* Notre malade est variqueuse depuis plus de 20 ans. Mariée à 18, veuve à 38 ans, elle n'a eu ni enfant, ni fausse couche.

Il y a 7 ans, jambe droite cassée. Sa fracture consolidée après avoir été réduite, la malade s'est grattée et il est survenu une ulcération allant jusqu'à l'os et d'une durée de six à sept mois, siégeant à la moitié inférieure.

Au même moment, un bouton au-dessus de la plaie, se montra, grand comme une pièce de quatre sous. Cicatrice non gaufrée mais présentant une pigmentation brune persistante.

*Jambe gauche.* Depuis le 3 juillet 1896, où la malade est tombée, il s'est formé une bosse sanguine qu'elle a fouillée avec une épingle. Depuis trois mois la plaie a augmenté.

Nous n'avons examiné cette malade qu'à la fin de novembre ; elle se plaignait alors davantage. De chaque côté de la crête tibiale, à l'union de la moitié inférieure avec la moitié supérieure, on sent deux saillies très douloureuses maintenant, survenues il y a un mois. Elles se traduisent à la peau par une coloration rouge rose, mais elles n'y sont pas adhérentes. Elles auraient un peu diminué.

Mais l'ulcère qui nous occupe est situé au niveau de la crête tibiale, à l'union du tiers inférieur et du tiers moyen.

De contours très irréguliers, il est de forme ovalaire communiquant par sa partie interne avec une plaie circulaire très profonde formant depuis quelques jours une sorte de trou.

La sensibilité douloureuse est augmentée au niveau de la plaie et aussi de la dermite qui l'entoure.

Le mari est mort à 38 ans d'un refroidissement après 11 jours de maladie.

La femme n'a pas d'antécédents spécifiques avoués.

Elle a une pigmentation du cou qui n'a rien de spécifique et qui existe depuis sa jeunesse, quand elle travaillait dans les champs.

On trouve des cicatrices à la partie inférieure de la colonne vertébrale. Une cicatrice sternale due à une brûlure par teinture d'iode. Traitement. KI, 2 grammes

Pas d'étylisme, pas de pituites.

Rien au cœur. Rien à signaler à l'appareil digestif.

A l'examen du poumon, on constate de l'emphysème à gauche et en avant, un peu de bronchite à droite en arrière.

22 décembre 1896 (Leçons du mardi). La malade présente une lésion gommeuse osseuse. Le stylet pénètre dans l'os. Il y a nécrose par ostéome gommeux Il y a eu amélioration sous le traitement, il s'est fait un abcès symptomatique à la suite de la nécrose.

27 décembre. — On trouve une gomme ulcérée dans la moitié supérieure de la crète tibiale gauche.


OBSERVATION XII. — Obs. D. de la thèse de M. Jeanselme.

*Syphilides tuberculo-crustacées du tronc. — Varices. — Gommes ulcérées et pachydermie de la jambe droite.*


Suzanne H., 57 ans, blanchisseuse, a eu, il y a dix ans, une « éruption de sang » pour laquelle elle a pris de l'iodure de potassium. Il y a un an, est apparu sur le côté gauche du thorax un gros placard éruptif, il est actuellement constitué en grande partie par des cicatrices blanchâtres, arrondies, bordées de pigment, au milieu desquelles sont disséminés plusieurs éléments de syphilide tuberculo-crustacée. Sur le côté droit du thorax, existe un second placard de la largeur de la paume de la main, en pleine activité ; les tubercules sont situés à la périphérie de la plaque et leur ensemble dessine des circinations. Un troisième placard au-dessus de l'épaule gauche ; un quatrième en arrière de l'aisselle droite présente une chéloïde linéaire qui pourrait faire croire à une cicatrice d'incision. Sur plusieurs autres points du thorax, placards cicatriciels de syphilide ulcéreuse typique.

Varices des membres inférieurs très développées, surtout au niveau des jambes. Il y a trois ans, plusieurs saillies apparaissent sur la jambe droite, au-dessus de la malléole interne ; elles ont percé et laissé couler un peu d'eau roussâtre. Il y a deux mois, une autre saillie située à la partie externe et inférieure de la jambe droite a crevé également.

Il y a actuellement à ce niveau, une ulcération circulaire du diamètre d'une pièce de un franc, superficielle, à fond gris jaunâtre, entourée d'une auréole rouge, sensible et indurée. Sur la face interne du mollet droit, s'étend sur 6 centimètres de longueur et 4 de largeur, une ulcération très déchiquetée, résultant de la coalescence d'une dizaine d'ulcérations arrondies de la grandeur d'une pièce de cinquante centimes à une pièce de deux francs.

Les bords sont taillés à pic, le fond bourgeonnant est en partie recouvert d'un détritus gris jaunâtre.

Au voisinage existent quelques petites ulcérations isolées de même nature. L'ensemble repose sur une induration rouge et douloureuse. Dans toute sa hauteur, la jambe droite présente un certain degré de pachydermie.

Les ganglions sont un peu plus développés dans l'aine droite que dans la gauche, mais peu sensibles : ils sont parfois douloureux quand le membre fatigue beaucoup.

Sur la jambe gauche où les varices ne sont pas masquées par la dermite, elles ressortent beaucoup mieux. Quelques cicatrices sans caractère.

Pas d'eczéma sur le corps.

Rien du cœur.

Pas d'albumine.

Pas d'exostoses des tibias, cubitus et clavicules.

### OBSERVATION XIII. — Personnelle

*Syphilides gommeuses ulcé ratives. — Varices. — Syphilis ignorée.*

N. B. — Avant de montrer un cas de syphilis niée chez un homme de 55 ans, nous tenons à écrire les quelques lignes suivantes qui ont trait à la syphilis de sa femme.

La nommée Caroline K .., 56 ans, blanchisseuse, mariée à Ignace M..., entre salle Henri IV, lit n° 13, le 9 novembre 1896.

Extrêmement difficile à interroger, car elle ne parle que l'allemand et sa mémoire est très diminuée, elle dit avoir une céphalée datant de sept jours.

Outre son apparence d'abattement, elle présente d'autres troubles nerveux périphériques, une pupille droite très dilatée, etc.

Aux membres, cicatrices au tibia gauche.

Traitement : Iodure, pilules de protoiodure, chlorate de potasse.

Sortie améliorée le 7 décembre 1896.

Ignace M., 55 ans, chauffeur-mécanicien (malade du dehors).

*Antécédents héréditaires.* — Père mort en 1861 à l'âge de 53 ans. Mère vivante?

*Antécédents collatéraux.* — Deux frères en bonne santé. Une sœur morte à cinq ans.

*Antécédents personnels.* — Nourri au sein maternel pendant six mois seulement; âge de la marche : quinze mois.

Fièvre typhoïde à trente-cinq ans. Durée : trois mois, avec complications pulmonaires.

A la verge, cicatrices dues, dit le malade, à des crêtes de coq, difficiles à voir, au niveau du sillon balano-préputial.

Il y a cinq ou six ans, céphalée plus forte que d'habitude, survenant le jour principalement et restant intense depuis ce temps.

Depuis trois ou quatre ans, mais surtout depuis un an, chute des cheveux.

Varices depuis l'âge de vingt et un ans.

*Jambe gauche.* — A la suite de rupture veineuse, survenue il y a deux ans et demi, hémorrhagie interne et ulcération. Soigné un mois à Necker. L'ulcération, d'abord petite, de la dimension d'une pièce de 5o centimes, occupait le tiers inférieur de la région antéro-externe. A sa sortie de l'hôpital, il ne s'est pas soigné, et l'ulcération atteint le diamètre d'une pièce de 5 francs. Elle était creuse et, pendant un an, elle a gardé cette dimension.

Les pansements n'avaient aucune action sur l'évolution de l'ulcère et le malade entre à l'hôpital le 9 juillet 1895, salle Saint-Louis, où il occupe le lit n° 33. Pendant le premier mois, on lui donne du sirop de fer comme traitement général. Localement, d'abord des pansements boriqués, puis de la poudre de sous-carbonate de fer avec de l'emplâtre rouge pour occlure son ulcère.

On lui a fait aussi des pansements à la poudre et à la gaze iodoformée, puis au bismuth.

M. le docteur Gastou, chef de clinique, le met au traitement le second mois : KI 4 grammes, 2 pilules mercurielles par jour.

Localement, emplâtre de Vigo. On lui recommande à sa sortie de suivre le traitement, et trois mois après (décembre 1895), la guérison était complète.

*Etat actuel* : Mouvements de l'articulation tibio-tarsienne un peu moins étendus, mouvements de flexion et d'extension des orteils difficiles.

A l'inspection, très légère atrophie musculaire, pigmentation circonscrivant des cicatrices blanchâtres. Rétrécissement annulaire sus-malléolaire. Dermite.

Les varices sont bien contenues par les bas.

*Jambe droite* : 6 à 7 mois après l'accident de la jambe gauche, éléments papuleux gros comme une lentille, dit le malade, à la suite desquels ulcération à la partie interne de la jambe (tiers inférieur), grande comme une pièce de 5o centimes.

Au-dessus et en arrière d'elle, 5 ou 6 éléments, ulcérations consécutives de même dimension. Le malade n'a pas été affirmatif sur le point de savoir s'il n'y pas eu consécutivement un ou plusieurs ulcères. Durée : un an et demi.

La lésion inférieure plus proche que l'autre de l'os a duré plus que l'ulcération supérieure qui, en un an, se guérit.

Troubles de la sensibilité : Au niveau des orteils du pied gauche, sensibilité très émoussée au point que le malade perd quelquefois la pantoufle de ce côté sans l'avoir remarqué.

Réflexes patellaires normaux.

Appareils respiratoire et digestif : Il paraît avoir eu, il y a trois ou quatre ans, des accidents bucco-pharyngo-laryngés qui auraient duré une année. Rien à l'anus.

Le malade ne comprend que difficilement le français, mais cependant on observe une lenteur de la parole ; l'intelligence et la mémoire paraissent au-dessous de la normale.

OBSERVATION XIV. — Traduite de l'allemand. — Ludwig. Correspondenz Blatt für Schweizer Aerzte Basel 1877, VII, p. 366.

*Ulcère variqueux combiné avec la syphilis*

« Le 7 janvier 1876, je reçois en traitement une malade de 60 ans. Elle souffrait depuis quinze ans d'ulcères de la jambe gauche. Je trouvai la jambe en question variqueuse et dans sa plus grande étendue recouverte d'ulcères variqueux fort ordinaires.

Le traitement usuel amena une bonne cicatrisation profonde de tous les ulcères dans un temps relativement court, huit semaines, et les manques de peau furent guéris par la transplantation. Je renvoyai la malade avec un bas élastique.

Elle revint quinze jours après. Sur la peau des rotules et du dos du pied, de petits ulcères s'étaient formés qui ne voulaient pas guérir par un repos absolument rigoureux et dans une attitude indiquée, mais même encore qui n'auraient pas guéri par un repos prolongé davantage.

Six mois pleins, j'appliquai tous les remèdes possibles recommandés dans la littérature, sans le plus petit résultat.

Un ulcère s'était ouvert. Il se développa dans le voisinage un petit abcès cutané gros comme la tête d'une épingle qui évacua rapidement un pus de mauvaise couleur, montrant des bords cutanés creusés en dessous et s'agrandissant du côté de l'ulcère.

Enfin je fus surpris que des ulcères isolés sur la ligne médiane par une cicatrice blanche scléreuse et complètement guérie s'ulcérassent en gagnant plus loin les bords.

Mes suppositions les plus motivées restèrent sans résultat à cause de cela, après une syphilis plus précoce.

Malgré tout, je laissai la vieille fille de salle achever une huitième friction mercurielle de Sigmund et je vis alors qu'en quatre ou cinq semaines, tout était parfaitement cicatrisé et la patiente est restée guérie plus de six mois.

Ce cas est digne d'attention :

I° Parce que la malade, quand elle vint en traitement, avait, au moins en apparence, des ulcères variqueux des jambes qui se fermèrent relativement vite.

II° Parce que les ulcères syphilitiques tardifs ne se montrent pas sur les cicatrices des endroits variqueux, mais en des points de la peau auparavant sains.

III° Parce qu'ordinairement, ce doit être de règle que les ulcères chroniques de la cuisse sont presque toujours, les semblables de la jambe presque jamais, des ulcères syphilitiques, tandis qu'ici, non seulement le contraire s'est montré, mais la facilité de s'ulcérer que j'avais donnée par des coupes de morceau de peau de la cuisse n'a pas été utilisée par la maladie d'un syphilitique de par sa constitution.

OBSERVATION XV. — Personnelle et fiche 813 de la Policlinique.

*Ulcérations syphilitiques chez une femme variqueuse.* — *Syphilis ignorée*

P..., 54 ans, blanchisseuse, a un père mort tuberculeux.

Elle a un frère vivant, âgé de 53 ans, non variqueux.

*Antécédents personnels.* — A 46 ans elle eut un rhumatisme articulaire.

Sept enfants à terme ; deux fausses couches.

Sur les sept enfants, trois sont morts dans la première ou la seconde année, l'un d'eux du croup, les quatre qui lui restent sont actuellement en parfaite santé.

Etant enceinte de son premier bébé, il y a 36 ans de cela, la malade a été surmenée et a dû cirer des appartements ; aussi les varices sont-elles survenues à ce moment pour ne plus disparaître.

Fiche 813. — 21 mars 1896. — Ulcère variqueux siégeant sur la malléole externe du pied droit, de la dimension d'une pièce de cinq francs, chez un sujet très variqueux ; un autre plus petit de la dimension d'une pièce de cinquante centimes sur le tiers inférieur et externe de la jambe gauche. En plus, dermite des blanchisseuses aux mains. Pas de syphilis.

Traitement. — Acide borique ; poudre de sous-carbonate de fer ; emplâtre rouge.

14 avril. — Même traitement ; papules de prurigo.

21 avril. — Eruption ; éléments de prurigo à la face antérieure des bras (lavoir et carbonate). Début il y a deux ans à la suite d'éruptions multiples. Ulcères variqueux depuis cinq ans et demi, limités au tiers inférieur, paquet d'excoriations. Réflexes conservés.

Mari mort suicidé.

12 août. — Emplâtre de Vigo ; K I.

19 août. — Pilule de Dupuytren ; K I : Ko, Clo⁵.

Les varices ont une bien plus grande intensité à droite, où l'articulation tibio-tarsienne est ankylosée.

Dilatations serpentines. Cordons durs.

Maux de tête la nuit.

Pas d'éruption sauf celle professionnelle des bras.

Ni albuminurie ni propeptonurie.

Traces peu appréciables d'urates. Pas de sucre. Pigments biliaires.

2 septembre. — Légère amélioration. L'ulcération tend à se cicatriser. Bords non décollés, fond légèrement bourgeonnant et pseudo-membraneux. Ankylose tibio-tarsienne. Bords de l'ulcère indurés.

Traitement : Solution au nitrate d'argent. Emplâtre de Vigo. Pilules de Dupuytren.

11 novembre 1896. — L'ulcération n'est pas très profonde. Ankylose tibio-tarsienne. Bords non décollés, indurés, fond d'aspect marbré. Taches blanches et rouges alternatives. Sclérose cutanée périphérique. Sensibilité émoussée. Réflexes exagérés.

La pupille réagit bien.

Traitement : Emplâtre de Vigo. K I. Pilule de Dupuytren.

8 janvier. — La malade n'est pas revenue depuis deux mois.


## OBSERVATION XVI. — Personnelle

*Ulcérations syphilitiques chez une femme variqueuse. — Syphilis ignorée.*

Annette A., 37 ans, entre le 13 juillet salle Henri IV, lit n° 35.

*Antécédents héréditaires.* Mère vivante, âgée de 70 ans.

Père mort, à 47 ans, d'une hernie étranglée.

*Antécédents collatéraux.* 12 frères ou sœurs sur lesquels 3 sont morts ; les 9 restant sont en bonne santé.

*Antécédents personnels.* Notre malade a été nourrie au biberon. Elle a eu dans sa première enfance un gros ventre et de l'impétigo. Elle a fait deux fausses couches, elle a eu neuf enfants, sur lesquels cinq seulement sont vivants, âgés de 14 à 20 ans, tous d'un premier mari.

Quatre sont morts, à trois ou quatre mois, de convulsions, sans éruptions sur le corps, nous dit la malade.

Il y a dix ans, c'est-à-dire après ses grossesses pendant lesquelles elle n'avait eu que des varicosités, elle s'est aperçue qu'elle avait des varices.

Cuisinière de son état, elle était surmenée par dix-huit heures de travail par jour et le soir ses jambes étaient enflées.

Il y a trois ans, entorse au pied droit.

Deux mois après, fracture de jambe avec entorse (côté droit) de la cheville. Soignée pendant trois mois Arthrite du genou droit à sa convalescence.

Elle n'a eu aucune plaie au moment de sa fracture ou de son arthrite.

Par suite de la grande fatigue, 18 mois après. la fracture, les varices ont crevé au-dessus de la cheville du côté droit (partie externe) en deux endroits.

Il y a huit mois, du même côté, ulcère de la face interne de la jambe au-dessus de la malléole qui actuellement a envahi la moitié de la circonférence du membre.

Les bords ne sont pas décollés ; l'ulcère est cupuliforme, c'est-à-dire que les bords sont en falaises bien que le fond soit inégal, étagé, rougeâtre par places avec des îlots bourbillonneux sur d'autres points. Le contour forme des arcades.

Un peu au-dessus, à la face antéro-interne, deuxième ulcère ayant débuté presque en même temps, présentant les. mêmes caractères et les dimensions d'une pièce de cinq francs.

Au niveau de la malléole, un ulcère semblable s'est fermé par le repos, il y six mois.

La peau n'est pas pigmentée ; les poils ont disparu.

Le tibia est déformé à sa partie supérieure et la peau voisine est tendue, dure, œdématiée.

Pas de stigmates d'hérédo-syphilis.

Tout interrogatoire, au point de vue de la syphilis acquise, reste sans résultat.

Appareil digestif. — Digestion difficile ; rêves la nuit.

Pas d'étylisme. Le foie ne dépasse pas le rebord des fausses côtes ; Appareil nerveux ; caractère emporté.

Rien à signaler comme troubles auditifs ou visuels.

Appareil circulatoire. — Pouls normal, ample, régulier, 75 pulsations.

Rien à l'examen de l'appareil respiratoire.

Urines claires en quantité moyenne, non albumineuses.

La malade est mise au traitement spécifique, K I 2 grammes, 1 pilule de Dupuytren.

28 juillet. — A notre arrivée dans le service, son état, nous dit-on, s'est déjà amélioré d'une façon notable : nous prenons ce jour-là l'histoire de la malade, et nous notons l'aspect des plaies. Il est à

présumèr qu'à son entrée les bords de l'ulcère n'étaient pas en falaises comme nous l'avons fait remarquer plus haut.

22 août 1896. — Aspect cicatriciel rouge violet pâle de l'ulcère, situé au dessus de la plaie principale. On voit encore sa forme, et il existe tout autour de lui une zone de dermite, large de deux travers de doigt. Cet ulcère petit et sans caractères spécifiques tranchés ne mesurait que 3 ou 4 centimètres carrés. La grande plaie diminue assez rapidement d'étendue.

29 août. — Celle-ci offre une arcade à sa partie externe, dont la concavité regarde en bas et en dehors. Elle occupe actuellement la face antéro-interne de la jambe droite à l'union de son tiers inférieur avec son tiers moyen. Elle mesure quatre travers de doigt dans sa plus grande largeur, trois travers dans sa hauteur maximum. Elle bourgeonne rapidement, elle est de niveau avec la peau saine, mais elle en est séparée par un bourrelet continu large de un demi-centimètre. Disons enfin qu'autour d'elle il n'y a pas d'inflammation appréciable.

Au-dessus de la plaie, on sent sous une peau presque saine en apparence, quoique légèrement rouge violette, des irrégularités limitées en dedans par la crête tibiale, en dehors par un bourrelet, absolument comme si on faisait le tour d'une ulcération qui serait cachée à la vue. Ces lésions doivent tenir à d'énormes dilatations variqueuses. La peau est sclérosée à ce niveau.

5 septembre. — Plaie grande comme une pièce de 5 francs.

Bon état général.

On nitrate l'ulcère deux ou trois fois par semaine.

Poudre de sous-carbonate de fer et emplâtre rouge.

26 septembre. — Même état de la plaie qui bourgeonne, mais qui ne diminue pas d'étendue.

4 novembre. — On a changé le pansement sec et on revient aux pansements humides, le sous-carbonate de fer n'ayant qu'une action insignifiante sur la réparation de l'ulcère.

30 novembre. — La plaie est réduite aux dimensions d'une pièce de 2 francs ; depuis deux jours on panse la malade au salol.

La malade, guérie, quitte le service dans le courant de décembre.


OBSERVATION XVII. — Personnelle et fiche 413 de la policlinique.

*Ulcérations syphilitiques chez une femme légèrement variqueuse.*
*Syphilis ignorée.*


Esther A., 42 ans, blanchisseuse.

*Antécédents héréditaires* : mère morte, à 39 ans, de tuberculose pulmonaire ; père mort, à 42 ans, du charbon.

*Antécédents collatéraux* : 13 frères ou sœurs.

10 garçons sur lesquels 4 sont morts de tuberculose, d'autres entre 20 et 30 ans. Un seul est vivant aujourd'hui, il a 47 ans et est atteint d'une affection cardiaque.

Trois filles, sur lesquelles deux sont mortes tuberculeuses ; reste la malade.

*Antécédents personnels.* Elevée au sein maternel, elle contracta la variole dans le jeune âge, elle a eu en 1878 une fille après une bonne couche.

Il y a quinze ans, M. Dujardin-Beaumetz, dans le service duquel elle se trouvait pour de la métrorrhagie, diagnostique une tumeur de volume moyen.

Disons qu'au moment de sa grossesse elle n'a eu que des varices légères. Il y a sept ans, nous dit la malade, s'est montré sans cause connue une rougeur dont elle ne se rappelle plus le siège mais qu'elle affirme n'avoir pas été une éruption généralisée et qui dura trois mois

On a pensé à la syphilis qu'elle aurait contractée en 1889 ou 1890 dans son intérieur. L'homme avec lequel elle vivait depuis douze ans est mort il y a trois ans, à l'âge de 48 ans, subitement, après avoir présenté des phénomènes nerveux très graves, et des rêves continuels la nuit depuis 1890.

Tels sont les renseignements qui résultent d'un interrogatoire personnel et qui corroborent ceux fournis par la malade le 20 mars 1894.

Fiche 413. — Ce jour-là, on remarque sur la région lombaire une demi-arcade formée d'éléments érythémateux, d'éléments papuleux et tuberculo-squameux groupés et de coloration jambonnée. Plus bas, sur la fesse gauche, plaies circinées formées d'éléments érythémateux déjà vieillis, de teinte ecchymotique ancienne.

Sur la jambe droite (face interne) grande plaque formée par la conglomération d'éléments érythémateux isolés. Sur les bords de la plaque, on voit très bien la disposition en arcades et en cercles des éléments primitifs isolés.

Une ulcération circulaire se montre sur un des bords du placard qui est de teinte cuivrée.

On voit des cicatrices anciennes s'étendant à la face externe de la jambe.

27 mars 1894. Les lésions n'augmentent. Traitement : KoClo⁵ K I. — 2 pilules de Dupuytren.

3 avril 1894. — Les lésions disparaissent sur les fesses et à la région lombaire, atténuation sur les jambes Même traitement.

15 mai 1894. — Amélioration persistante, pilules de Dupuytren. Pendant 18 mois qu'elle est restée absente de Paris elle n'a fait son traitement que par intervalles.

14 juin 1896. — Sur la jambe droite, placard ulcéreux, bour-

geonnant, à bords non décollés avec une bordure rouge intense. Il a débuté il y a 14 mois. Les réflexes sont conservés.

Traitement K I, emplâtre de Vigo, pilules de Dupuytren.

3 août. — Amélioration à peine sensible. Vigo. K I.

12 août. — Même état, suppression du Vigo. K I, pilules de fer.

19 août. — Aspect érythémateux, œdème dur, de coloration assez intense, mais non homogène, occupant trois travers de doigt. Suppression du traitement spécifique. Eau de guimauve et poudre d'oxyde de zinc.

On note une plaie d'une dimension de trois travers de doigt en largeur. et de deux en hauteur. Les contours, irréguliers, sont circinés par places, les bords taillés à pic. Elle siège au tiers inférieur. En dessous d'elle trois petites ulcérations très rapprochées l'une de l'autre.

Notons qu'il y a, par places, une desquamation. A la partie postérieure surtout, petites papules survenues il y a 15 jours environ, dues peut-être au traitement, quelques papules à la face. Digestion un peu difficile.

Au point de vue nerveux, obsessions, cauchemars, tremblement, maux de tête violents la nuit avec maximum il y a eu 5 ou 6 ans. Nous rapprocherons ce signe de la perte des cheveux survenue il y a 3 ou 4 ans.

Rien au cœur, pas de palpitations.

Pouls un peu rapide, 95 pulsations.

Appareil respiratoire. — Assez souvent dyspnée le matin, au lever de la malade. Elle a eu l'influenza en 1889, elle dit avoir été retenue à la chambre pendant trois mois et avoir remarqué à ce moment que sa voix devenait rauque et enrouée comme elle l'est aujourd'hui.

Rien actuellement au poumon.

L'examen des urines ne donne rien en ce qui concerne l'albumine, les propeptones, les urates semblent y être en très petite quantité, autant qu'on a pu en juger par le procédé de Gubles.

Il y a des pigments biliaires.

2 septembre. — Folliculite sur toute la jambe avec démangeaison. Ulcération toujours en même état. K I. Solution au nitrate d'argent.

9 septembre. — Amélioration considérable, 1 pilule de Dupuytren et chlorate de potasse.

30 septembre. — Amélioration. L'ulcération du tiers inférieur de la jambe se cicatrice. 1 pilule de Dupuytren, KoClo$^5$.

21 octobre. — Eruption sur l'avant-bras, faces externe et interne, poignets. Démangeaisons. Elle ressemble à celle de la gale.

C'est une série de papules miliaires croûteuses.

Croûtelles à l'orifice des glandes sébacées ou sudoripares, lésions sèches.

Pieds non entourés de croûtelles.

Placard également à l'aisselle droite ressemblant à l'eczéma séborrhéïque, démangeaisons la nuit.

Glycérolé tartrique. Bains alcalins. Pommade à l'oxyde de zinc.

Diagnostic. — Exzéma rubrum squameux.

28 octobre. — Moins de démangeaisons. Persistance des rougeurs de jambe. Compresses de guimauve. K I.

25 novembre. — La malade va un peu mieux.

Traitement. — Poudre d'oxyde de zinc. Bains d'amidon.

8 janvier. — La malade n'est pas revenue depuis près d'un mois et demi.

## OBSERVATION XVIII. — Personnelle.

*Ulcérations syphilitiques chez un variqueux.—Syphilis ignorée*

Nicolas H..., 62 ans, chauffeur, interrogé le 29 décembre 1896.

Uréthrite à l'âge de 20 ans, guérie en quelques jours.

Varices survenues à 35 ans.

Actuellement, au niveau du mollet droit, cordons serpentins un peu durs.

*Jambe droite.* Le malade présente trois grandes plaies dont l'une, la plus inférieure, a débuté il y a quatre mois au tiers inférieur et interne, à trois travers de doigt au-dessus de la malléole et s'est toujours agrandie depuis ce temps, les deux autres datant de 15 jours.

Plaie inférieure ovalaire à grand diamètre dirigé de bas en haut et de dedans en dehors. Elle mesure 4 centimètres sur 3.

Les contours sont nettement découpés, comme taillés à l'emporte-pièce. Les bords sont surélevés, ce qui fait paraître le fond plus excavé, mais ils ne sont pas taillés à pic, d'où l'aspect cupuliforme de la plaie. Cependant le fond de l'ulcère, s'il est peu inégal, non étagé, est jaunâtre par places.

Distante de la plaie inférieure de cinq centimètres est une plaie supérieure et externe de forme légèrement circinée, elle paraît résulter de la coalescence de trois éléments primitifs. Dimensions 2 centimètres 1/2 en hauteur sur 2 de large. Les bords taillés à pic sont encadrés par un liseré rouge, d'aspect gangréneux à la partie inférieure.

Fond inégal, étagé, avec des îlots bourbillonneux jaunâtres typiques. Au même niveau que la plaie précédente, mais en dedans et distante de la plaie inférieure de 4 centimètres, est une ulcération nettement ovalaire à grand diamètre presque horizontal, un peu incliné de bas en haut et d'avant en arrière.

Les bords sont taillés à pic, et le fond, suintant comme celui des autres plaies, présente des débris de bourbillon.

En arrière de cette dernière plaie, 2 petites ulcérations de un demi-centimètre carré de surface, assez profondes, suintantes, jaunâtres en un point.

Toutes ces lésions sont entourées par une dermite de fond rouge violacé à la partie inférieure, rouge rose à la partie supérieure sur lequel se détachent des lignes blanches ou grisâtres qui donnent à la partie moyenne de la jambe un aspect craquelé. Elle occupe un travers et demi de main.

Dans toute cette région, les sensations tactiles sont un peu émoussées et la sensibilité thermique pervertie par places.

Au niveau de la plaie les sensations de douleur sont conservées. L'articulation tibio-tarsienne est en voie de s'ankyloser complètement. Aussi la marche est-elle difficile et cause-t-elle de l'œdème qui survient après la moindre fatigue ou quand le malade a dû rester debout un certain temps.

Tension moyenne des tissus.

Pas d'exostose tibiale.

*Jambe gauche.* — En 1891 le malade avait de petites veines noirâtres, une inflammation totale du membre inférieur avec fièvre dans les premiers jours. Une rougeur a subsisté plusieurs mois accompagnée de douleurs qui font penser à de la lymphangite chronique. Il ne paraît pas avoir eu d'adénopathie inguinale. Pnis il entre à Saint-Louis dans un service de chirurgie où il reste 9 jours. On lui fait une incision au-dessus de la malléole interne, sur le trajet de la saphène, qui d'après lui, n'a pas donné issue à « de l'humeur. »

Au tiers moyen de la jambe (face antérieure), cicatrice de coloration jambonnée survenue, dit le malade, à la suite de coups de pelle répétés à ce niveau.

Varicosités. — Pas de grosses dilatations veineuses.

Pas d'exostose tibiale.

Réflexes patellaires très rapides à se montrer, un peu exagérés.

Au point de vue étiologique, nous n'avons pas trouvé de traumatisme expliquant les ulcères du membre inférieur droit.

Le malade a un très léger tremblement ; il semble plutôt nerveux qu'alcoolique ; il avoue ne boire et n'avoir jamais bu qu'un litre de vin par jour.

Athérome artériel très net. Pouls radial vibrant dur ; 78 pulsations. Bruits cardiaques irréguliers, tumultueux, fortement frappés. Dédoublement inconstant des deux bruits.

L'examen des urines par la réaction de Gubler donne :

Des matières colorantes biliaires ;

Deux disques : un supérieur, peu épais, d'urates ; un inférieur, beaucoup plus large, d'albumine.

L'urine, filtrée, acétifiée et chauffée, donne un léger nuage albumineux. Pas de sucre.

Son urine, moyenne comme quantité, est louche et de coloration un peu foncée.

*N.-B.* — Ce malade, que nous n'avons pas revu, était nettement spécifique de par l'aspect des ulcères ci-dessus décrits. Il paraît de bonne foi quand il nous répond qu'il n'a pas eu la syphilis; c'est un cas de syphilis ignorée chez un variqueux qui nous semble absolument typique.

OBSERVATION XIX. — Personnelle et fiche 884 de la Policlinique.

*Ulcérations syphilitiques chez une variqueuse. — Syphilis ignorée.*

Louise B..., 29 ans.
*Antécédents héréditaires.* — Père vivant, 63 ans, en bonne santé. Mère, 56 ans, vivante, bien portante.
*Antécédents collatéraux.* — Deux frères et deux sœurs bien portants.
*Antécédents personnels.* — Nourrie au sein d'une nourrice, notre malade a marché de bonne heure. Formée sans accidents à l'âge de 14 ans, ses règles durent habituellement six jours et ne sont pas douloureuses.
Elle a eu deux enfants : un qui a maintenant sept ans et se porte très bien ; l'autre, qui aurait 21 mois et qui est mort, à trois mois, de diarrhée verte : entre les deux, fausse couche de cinq semaines. Elle a dû rester trois mois au lit pour sa fausse couche ; au même moment elle a été atteinte d'influenza. Elle a peut-être une métrite, car elle se rappelle que le toucher était douloureux. Elle dit n'avoir pas été affectée de pertes blanches.
Interrogée au point de vue de la syphilis, la malade donne des renseignements peu précis. Elle aurait eu un mal de gorge intense d'une durée de trois mois, sans causes connues, puis des plaques.
C'est peut-être un cas de syphilis ignorée, car elle a eu des rapports sexuels au moment de ses époques.
Quelque temps après serait survenu un gros bouton aux grandes lèvres qui aurait persisté pendant trois ou quatre mois.
Il y a cinq ans et demi de cela. Depuis elle a eu de légers maux de gorge, jamais de roséole, dit-elle.
Dès sa première grossesse elle a eu des varices qui ont percé à la partie moyenne et postérieure de la *jambe gauche*, et en deux autres points, au niveau de la malléole externe.

Pendant les derniers mois de sa seconde grossesse, plaie ayant débuté à la suite d'une cause irritante mal déterminée.

La malade s'est grattée, d'où des ulcérations qui ont grandi. De deux ulcérations il est résulté une ulcération simple en forme d'L à sommet inférieur.

Elle offre dans son plus grand diamètre, qui est transversal, la dimension de deux bons travers de doigt et dans le sens de la hauteur deux centimètres et demi. Elle occupe exactement l'union du tiers inférieur avec le tiers moyen, immédiatement en dehors de la crête tibiale. Elle présente un fond très suintant, ecchymotique par places, peu bourgeonnant, à bords non décollés, sauf à la partie inféro-externe, sur une étendue d'un centimètre.

Le pourtour immédiat est violacé.

Une zone d'inflammation moindre comprend 2 travers de doigt environ tout autour de la plaie et est peu douloureuse.

Cette jambe gauche est très variqueuse surtout à la partie interne et postérieure. Au niveau du jarret, dilatations serpentines, de consistance molle, très saillantes. Au niveau des chevilles, varices à peine saillantes. Sur le dos du pied, un peu d'œdème. Le long de la cuisse, varices.

Nous avons omis de dire plus haut qu'il existait en dedans de notre ulcère une croûtelle brune noirâtre ostréacée, d'un centimètre carré de surface, et à sa partie inférieure trois autres croûtelles de même dimension et de même aspect.

*Jambe droite*, varices très violettes à la face interne. A la face externe et au niveau de la portion moyenne de la jambe, varices sous forme de cordons serpentins.

Ankylose commençante de l'articulation tibio-tarsienne du côté gauche, réflexes normaux.

Tel est l'état de la malade au 12 août 1896.

Fiche n° 884. - 3 juin 1896.— La malade vient pour des ulcérations de jambe, au nombre de trois, occupant sa partie moyenne, d'une dimension d'une pièce de cinquante centimes à un franc, et sur la partie externe, deux ulcérations très petites.

Leur bord est irrégulier et anfractueux, le fond est bourgeonnant.

Pas de syphilis ; la malade avait eu un bouton à la vulve, mais qui est disparu en quelques jours sans inconvénient (remarquons que la malade nous a dit le contraire, voir la première moitié de l'observation).

Traitement. — Pilules de Dupuytren ; emplâtre de Vigo ; KoClo⁵.

10 juin. — Varices marquées ; gommes et varices ; K I.

11 juillet. — Amélioration ; fond bourbillonneux ; K I.

5 août. — Amélioration manifeste. — 12 août. — Interrogatoire ci-dessus.

26 août. — Légère rechute il y a huit jours.

Rien à l'appareil respiratoire.

Quelques palpitations, pouls un peu faible, mais régulier et normal comme fréquence (75 pulsations).

Appareil nerveux : caractère emporté, pleurs faciles.

Urines un peu foncées et troubles ; pas d'albumine.

Appareil digestif : angine légère.

Maux d'estomac ; envie de dormir après les repas.

4 novembre. — Amélioration persistante ; K I.

9 décembre. — Ulcération de la face antérieure du tibia gauche comprenant trois zones : I° Ulcération irrégulière recouverte de sérosité jaunâtre, avec fond constitué par des bourgeons charnus non purulents ; II° zone irrégulière, légèrement saillante sur l'ulcération, formant un petit bourrelet analogue comme aspect à de la peau macérée par l'acide phénique ; III° zone irrégulière, érythémateuse, lie de vin.

Les deux premières zones sont sensibles ; réflexes défensifs KoClo⁵.

Traitement. — K I ; emplâtre Vigo ; pilules de Dupuytren ; KoClo⁵.

8 janvier 1897. — La malade n'est pas revenue depuis un mois.

## OBSERVATION XX. — Personnelle.

*Ulcération syphilitique chez une malade atteinte de varicose et d'eczéma. Syphilis ignorée.*

Catherine W., 46 ans, blanchisseuse (malade du dehors).

*Antécédents héréditaires.* Mère morte de cancer à 58 ans.

Père mort écrasé à 43 ans.

*Antécédents collatéraux.* Cinq frères, tous morts d'accidents ou de congestion cérébrale, quatre sœurs mortes de suites de couche ou de congestion cérébrale.

*Antécédents personnels.* Nourrie au sein maternel, notre malade a marché à huit mois, elle a eu de l'impétigo pendant de longues années dans son enfance.

D'après un interrogatoire fait personnellement, elle aurait eu en 1873 une tumeur ayant siégé à la partie médiane du front, ayant débuté par un bouton sans cesse gratté pour lequel elle est allée consulter des commères qui lui ont ordonné des applications de baume opodeldoch.

Cette tumeur, de nature absolument impossible à reconnaître à l'heure actuelle, aurait duré deux ans.

Il n'y a pas d'adhérence de la peau au frontal, ni d'exostose. A noter cependant que les bosses frontales sont un peu plus saillantes que normalement.

Il n'y a pas sans doute beaucoup de foi à ajouter à ce que raconte la malade, car elle se contredit.

Il y a vingt ans, par conséquent en 1876, elle avait eu des taches sur les cuisses, sur les bras, sur le ventre, assez nombreuses, qui n'auraient pas dépassé le plan de la peau. Cela est donc en faveur d'une roséole spécifique, plutôt que d'une autre syphilide secondaire.

Au même moment, et ceci paraît certain, elle aurait eu des douleurs de tête nocturnes causant de l'insomnie et elle aurait perdu ses cheveux.

En 1877, elle a eu des accidents laryngés caractérisés par une voix enrouée, de la dysphagie et une dyspnée qui a augmenté pendant un an, devint terrible et nécessita la trachéotomie que lui fit le professeur Verneuil en 1878. Elle aurait pris à ce moment du sirop de Gibert.

Elle a gardé sa canule pendant cinq semaines.

Consécutivement à sa trachéotomie elle aurait eu une bronchite capillaire, d'après ce qu'elle a entendu au moment de la visite. L'opération a probablement exagéré la susceptibilité de l'appareil respiratoire de la malade, car depuis ce temps elle est sujette aux bronchites.

Il y a quatre ans, elle est entrée dans le service de M le professeur Fournier, où elle est restée du 22 octobre 1892 au 5 décembre 1892.

Le diagnostic inscrit sur le cahier est le suivant :

Syphilis probable il y a dix-huit ans. Trachéotomie il y a quatorze ans pour accidents laryngés traités par le sirop de Gibert.

Varicose. Eczéma de la jambe gauche, eczémas des membres supérieurs, de la face.

La malade avait un ulcère qui, dit-elle, siégeait à la partie interne de la jambe gauche, au niveau de la cheville. La note précédente confirme son dire. On l'aurait traité avec des cataplasmes de fécule, des enveloppements de caoutchouc au niveau des points lésés, de la solution alcaline à l'intérieur. A sa sortie, on lui aurait donné un bas à varices.

Elle affirme, ce qui n'est pas une raison suffisante, n'avoir pas subi le traitement spécifique, auquel cependant, d'après le diagnostic donné, on a dû avoir recours.

Depuis ce temps-là, elle n'a jamais été malade.

Un choc reçu le 1er août dernier fait rouvrir la plaie et elle est reçue aujourd'hui 22 août 1896, salle Henri IV, où elle occupe le n° 30.

Elle est sans ouvrage depuis quinze jours pendant lesquels son organisme a beaucoup souffert.

30 août. — La récidive de l'ulcère s'est faite in situ (partie interne de la jambe gauche, au niveau de la cheville). Il ne mesure que trois centimètres carrés, ses bords sont taillés à pic, son fond est suintant.

Tout autour de lui, œdème tellement intense et douleur si localisée qu'il était permis de penser à un abcès.

Appareil respiratoire. — Respiration rude en avant et à droite. —

Appareil circulatoire. — Palpitations, prolongement systolique à la pointe.

Rien à signaler après examen de l'appareil digestif.

Appareil nerveux. — Caractère violent, peut-être la malade est-elle neurasthénique.

Elle a un léger tremblement, étylique sans doute, car elle a des troubles vaso-moteurs, de la transpiration très facile des membres inférieurs, de plus elle a des cauchemars. Depuis deux ans, elle boit deux absinthes par jour.

Urines peu abondantes dans lesquelles on n'a rencontré ni sucre, ni albumine, mais des pigments biliaires en abondance.

Traitement. — KI, 2 grammes, pilules de Dupuytren.

La malade a été très améliorée et au bout de quelque temps de traitement antisyphilitique est sortie guérie.

OBSERVATION XXI. — Observation du service de M. le D^r Reclus, due à l'obligeance de M. Gosset, interne des hôpitaux.

*Ulcérations syphilitiques chez une malade atteinte de phlébite variqueuse.
— Syphilis ignorée*

La nommée G. Maria, âgée de 28 ans, exerçant la profession de blanchisseuse, entre le 11 décembre 1896, à l'hôpital de la Pitié, dans le service de M. Reclus, salle Gerdy, lit n° 23, pour une vaste ulcération siégeant à la partie supérieure du mollet gauche.

C'est il y a quatre mois, sans cause appréciable, que la malade a vu se développer à la jambe gauche une tuméfaction absolument indolente, du volume d'une mandarine, puis la peau serait devenue rouge et adhérente et finalement se serait perforée il y a quinze jours pour donner issue à une certaine quantité de matière noirâtre et putrilagineuse.

La malade n'a pas consulté et n'a suivi aucun traitement.

Il existe une large perte de substance remarquable par sa profondeur. Le grand diamètre de l'ulcération, dirigé dans le sens vertical, mesure huit centimètres et le diamètre transversal cinq centimètres. Le fond est irrégulier, très creusé, recouvert d'une masse blanchâtre et bourbillonneuse, s'enlevant facilement. En frottant avec un tampon, on ne détermine aucune hémorrhagie et on constate que le fond est rosé avec des points d'un rouge plus vif.

Les bords de l'ulcération sont très nettement découpés, non décollés, mais adhérents au contraire et marqués par un liseré blanchâtre. Ils sont indurés et cette induration se poursuit sur une étendue de un centimètre sur toute la périphérie de l'ulcération.

Au-dessus de cette large ulcération, on en note deux plus petites mesurant seulement quelques millimètres et présentant l'aspect caractéristique des ulcérations syphilitiques.

Les veines superficielles variqueuses et dilatées qui entourent l'ulcération sont atteintes de phlébite. La veine saphène externe, au niveau du point où elle change de direction pour plonger dans le creux poplité, présente dans sa cavité une coagulation manifeste.

Cette phlébite des veines avoisinant l'ulcération, contribue à l'induration périphérique.

Il n'existe pas d'adénopathie au niveau du creux poplité ou de la région inguinale.

L'interrogation de la malade ne fournit aucun renseignement.

Il est impossible de déceler le moindre indice de syphilis.

La malade est mariée, mais elle n'a eu ni fausse couche ni grossesse.

En présence des caractères de l'ulcération et malgré l'absence d'accidents antérieurs, on institue le traitement à l'iodure de potassium (huit grammes par jour) et, quatre jours après, l'ulcération est complètement transformée.

Son fond est comblé, la surface détergée et les dimensions ne sont plus que de six centimètres de long sur trois centimètres de large.

Aujourd'hui 18 décembre, l'ulcération est presque comblée.

# ULCÈRES PHLÉBITIQUES

OBSERVATION XXII. — Personnelle.

Ulcère cinq années après une fièvre scarlatine suivie de phlébite. — Varices<br>Syphilis ignorée.

Lucie M..., domestique, âgée de 24 ans, entre le 7 novembre, salle Henri IV, lit numéro 39.

*Antécédents personnels.* Il y a 7 ans, scarlatine. Phlébite à la convalescence (dès que la malade a voulu se lever). Durée 6 semaines : le membre inférieur gauche est seul intéressé.

Depuis ce temps, œdème facile à la suite de fatigues.

Pas d'antécédent spécifique avoué : ni céphalée, ni chute des cheveux, ni angines, ni éruptions.

Elle a eu un enfant venu à 7 mois, mort-né, dont on l'a accouchée ici le 7 octobre 1895.

Actuellement ni adénite, ni syphilides pigmentaires.

La malade entre à l'hôpital pour un ulcère dont le début remonte à deux ans.

Elle reçut alors un coup de pied sur la jambe gauche, causant une écorchure légère. Un œdème du membre en fut la conséquence et avec lui une douleur remontant jusqu'au pli de l'aîne et rendant la marche pénible.

Au bout de quelques mois la plaie s'étend, mesurant environ huit centimètres dans sa plus grande dimension. Elle consulte salle Alibert. On lui ordonne des compresses humides. Repos au lit.

La malade devient enceinte, elle avait alors des varices très prononcées, et cependant la guérison fut complète en deux mois, la plaie se ferma avant l'époque de l'accouchement. Un mois après, en novembre 1895, la malade reprend son métier de domestique.

Peu de temps après, survient une bulle contenant un liquide noirâtre ; elle se rompt, et l'ulcération recommence sa progression excentrique.

La malade va consulter à l'Hôtel-Dieu ; on la met au traitement iodo mercuriel ; elle s'y soumet pendant trois semaines, prenant de l'iodure de potassium et deux pilules de protoiodure d'hydrargyre chaque jour.

Depuis sept ou huit mois, la plaie est stationnaire. La médication précédente a été laissée de côté.

Actuellement, elle présente à la partie moyenne de la jambe gauche une ulcération triangulaire à base supérieure comme forme générale, mais, en réalité, à angles arrondis et à contours en arcs de cercle, surtout à la partie externe.

Large de quatre travers de doigt en largeur, elle en a trois dans sa plus grande hauteur.

Les bords sont un peu taillés à pic; ils ne sont pas décollés.

Le fond de la plaie est fongueux, grisâtre, non bourbillonneux. La partie la plus creuse est en dedans. Il paraît plus éloigné du niveau de la peau à cause de la surélévation des bords, par places.

Tout autour de la plaie, sur une largeur à peu près uniforme de deux travers de doigt, lésions de dermite.

Peu de varices à la face interne.

Traitement local. — Eau oxygénée.

Traitement général. — Iodure de potassium, deux grammes, et une pilule de Dupuytren.

## OBSERVATION XXIII. — Résumée.

Recueillie par M. Hudelo, chef de clinique. — Séance de la Société de Dermatologie, de mars 1892.

*Ulcères phlébitiques à la suite d'une fièvre typhoïde. Ni syphilis, ni varices.*

H. E., 24 ans, cocher d'omnibus, entre le 6 février 1892 dans le service de M. le professeur Fournier.

A remarquer qu'un de ses frères, âgé de 32 ans, actuellement bien portant, a eu en 1883 une fièvre typhoïde suivie d'une ulcération qui dura deux mois.

En 1890, au mois d'octobre, notre malade eut une fièvre typhoïde grave. Dès la fin de décembre, à son départ pour Vincennes, ses jambes sont enflées comme des poteaux. Quinze jours après, plaques rouges, ecchymotiques de la grandeur d'une pièce de un franc, survenues spontanément, sans traumatismes; 5 à 6 plaques semblables à la partie inférieure de chaque jambe qui s'ulcérèrent au bout de trois ou quatre jours.

En février 1891, il reprend son travail, les ulcérations s'étendent malgré des pansements journaliers à l'eau phéniquée.

En septembre 1891, il séjourne deux mois chez M. Anger, où il est pansé à la liqueur de Van Swieten et au salol. Un certain nombre d'ulcérations guérissent alors complètement. Il entre le 6 février 1892, ses ulcérations recommençant. A son entrée, lésions occupant presque symétriquement les deux jambes, surtout dans leur moitié inférieure; un certain nombre de lésions sont dès aujourd'hui pleinement cicatrisées; c'est ainsi qu'à la jambe gauche, vers son tiers supérieur et à sa partie postérieure, on voit deux cicatrices circulaires, du diamètre d'une pièce de deux francs, à pourtour pigmenté brunâtre, à centre plus pâle, un peu nacré et gaufré, d'aspect syphiloïde. En dehors de ces deux cicatrices, on en trouve deux autres plus petites.

A la partie supérieure et externe de la jambe droite se voit une cicatrice d'un rouge brunâtre et du diamètre d'une pièce de cinquante centimes.

Outre ces cicatrices, on constate sur chaque jambe :

1° Une grande ulcération occupant toutes les faces externe, antérieure et interne dans le tiers inférieur du membre. Cette grande ulcération présente sur chaque jambe un contour polycyclique qui montre nettement qu'elle est formée de l'agrégation d'éléments arrondis.

Les bords sont entamés, un peu épaissis, le fond est grisâtre, recouvert d'un liquide puriforme, un peu fétide. Il est tomenteux, faiblement excavé, non bourbillonneux.

II° Un certain nombre d'ulcérations circulaires, de diamètre variable, disséminées autour de l'ulcération principale et ayant les mêmes caractères objectifs.

Les pieds sont respectés.

Le malade est traité par le repos au lit, des pulvérisations et des applications de compresses boriquées. En quelques jours, les grandes ulcérations se détergent et deviennent beaucoup moins douloureuses ; la suppuration disparaît et le fond devient rougeâtre granuleux.

Les ulcérations périphériques bourgeonnent et l'épidermisation nouvelle, des plus nettes, rétrécit leur diamètre de plus de moitié après quinze jours de traitement.

Dès lors, toutes les ulcérations tendent à la cicatrisation progressive.

Après un mois de séjour, les ulcérations périphériques sont presque toutes cicatrisées ; les ulcérations principales sont réduites à deux bandes transversales longues de 13 à 14 centimètres, hautes de 4 à 5, à fond rouge, granuleux, sur les bords desquelles l'épiderme nouveau gagne chaque jour.

Aucun traitement spécifique n'a été institué pour le malade.

Les compresses boriquées ont été données jusqu'à ce jour.

### OBSERVATION XXIV. — (Personnelle)

*Ulcères phlébitiques à la suite d'une fièvre typhoïde. Ni syphilis, ni varices*

Le nommé Jean M..., 37 ans, artiste peintre, entre le 2 novembre 1896, salle Saint-Louis, lit N° 34.

*Antécédents personnels.* — En 1870, petite vérole ; en 1877, blennorrhagie ; en 1879, fluxion de poitrine.

Le malade a fait, en 1889-90, une fièvre typhoïde d'une durée de quatre mois et demi, pendant laquelle il a eu de la broncho-pneumonie ; à un moment, ses selles ont été rougeâtres.

Il n'avait jamais eu jusqu'alors des varices apparentes.

Le jour même où il cessait de s'aliter, une phlébite se déclare : les deux membres inférieurs sont pris, le droit se guérit en quelques jours, le gauche est intéressé de la fin de janvier au 15 avril.

Aussitôt après, ulcération de la jambe, pour laquelle il fait à l'hôpital Saint-Louis, en 1890, un séjour de un mois et demi jusqu'au 19 septembre.

Comme unique traitement, on lui fait des pansements occlusifs avec de l'emplâtre rouge, qui le guérissent complètement.

Entre sa sortie de l'hôpital et son départ pour l'Amérique du Sud, qui a lieu le 20 octobre, il survient une écorchure à la suite d'un coup

A bord, pendant son voyage, aggravation de la plaie et pansements avec une poudre à base de quinquina et d'iodoforme.

Pas de traitement interne.

Une fois arrivé, il se panse avec des compresses imbibées d'eau phéniquée, et quinze jours après, guérison de l'ulcère.

Le malade se porte bien de la fin de 1890 jusqu'au mois de septembre 1895. Il était alors à Cordoba, dans la République Argentine. Il est victime d'un terrible accident de travail qui a failli lui coûter la vie. Il en est quitte pour une fracture du fémur droit, une luxation de l'épaule droite et de larges éraflures au niveau de ses anciens ulcères de la jambe gauche. Il reste six mois et demi au lit.

Le médecin constate une plaie et des contusions, surtout à la partie antérieure, ayant intéressé toute la jambe.

Les points ulcérés en 1890 ont mis beaucoup plus de temps à se réparer. Les plaies se ferment presque complètement, sauf en un très petit point. Notons que les pays chauds n'ont eu aucune influence sur leur évolution.

Nous voici en avril 1896 : il prend un mois de convalescence, et en mai il retourne à ses travaux sans avoir mis de bas à varices ou des pansements suffisants.

Au bout de quelques jours d'application d'un bandage non suffisamment protecteur et peut-être un peu serré (car il causa de l'œdème des malléoles), la petite plaie s'élargit, amenant avec elle et par suite de la fatigue, une légère saillie des veines du membre inférieur qui se dessinaient sous la peau jusqu'au pli de l'aîne.

En juin 1896, il entre de nouveau à l'hôpital de Cordoba, où des lavages phéniqués de sa plaie et des pansements à la poudre d'iodoformele remettent.

L'ulcération se referme presque complètement dans les premiers jours du mois d'août.

Il fait alors, ayant cependant l'habitude du cheval, un assez long trajet, sans bottes, avec un pansement sommaire.

Nouvelle écorchure, l'ulcération récidive.

On le prend à l'hôpital, où il se repose jusqu'à la date de son rapatriement. Parti le 5 octobre, il arrive à Bordeaux le 25. Quelques jours après, il vient consulter ici, où il est reçu. Du mois d'août jusqu'au 2 novembre, la plaie n'a fait qu'augmenter, surtout à bord, lors de son retour. De simple, elle devient multiple.

*État actuel.* — Le malade présente à la jambe gauche, au niveau de l'articulation tibio-tarsienne, quelques ulcérations de dimensions variables, peu creusées, qui auraient diminué de profondeur.

A la partie moyenne et antérieure, ulcère paraissant résulter de la fusion de trois éléments primitifs.

Rectangulaire par sa partie médiane, il est terminé en dehors par un cercle de deux centimètres de diamètre avec lequel il communique par une portion rétrécie. En dedans, c'est un cercle de grandeur double qu'un étranglement réunit à lui.

Transversalement placé, il mesure de 10 à 12 centimètres de longueur et de 3 à 4 dans sa plus grande largeur.

Bords un peu décollés au niveau de la partie inféro-externe, moyennement surélevés, taillés à pic par places, en falaise en d'autres.

La partie centrale présente une couleur légèrement grisâtre et à contours irréguliers.

La portion sphérique, qui est en dedans de la plaie, a récidivé il y a un mois, et elle a communiqué alors avec la partie centrale de l'ulcère, longue et étroite.

Le fond est rouge, non bourbillonneux, et présente quelques bourgeons.

Au-dessus et séparées de la précédente par un travers de doigt, deux ulcérations de 2 à 3 centimètres carrés chacune, présentent les mêmes caractères.

Enfin, trois centimètres plus haut, trois points ulcérés et une excoriation d'une surface de un demi-centimètre carré.

Toutes ces ulcérations sont entourées par un tissu d'un rouge violacé intense qui est le siège d'une dermite douloureuse à la pression, mais au niveau de laquelle les sensations thermiques sont émoussées. On remarque aussi autour des bords qui n'ont pas une consistance dure une desquamation assez notable.

Tout interrogatoire du malade au point de vue de la syphilis reste négatif ; l'examen du corps ne permet pas de trouver des cicatrices caractéristiques.

Le sujet n'est pas du tout variqueux, en apparence du moins. Rien au cœur ni à la poitrine.

L'examen des urines ne décèle ni sucre, ni albumine.

*Traitement :* compresses boriquées.

13 novembre. — Les bourgeons charnus sont déjà si nombreux

qu'ils nécessitent des cautérisations au nitrate d'argent, assez douloureuses. On les répète le 15, le 18, le 20, le 22.

23 novembre. — Deux des ulcères de moyenne grandeur se sont fermés, la grosse portion sphérique de la plaie principale est séparée de sa partie médiane par un pont de peau nouvelle. La périphérie de chacune des ulcérations est recouverte sur une largeur de 2 à 3 millimètres d'une peau très mince de coloration rouge sombre.

Le malade présente des douleurs intercostales au niveau du poumon droit. A l'auscultation, dans la ligne de l'aisselle de ce côté, quelques râles sibilants que font disparaître des applications de teinture d'iode.

La guérison s'effectue rapidement, on fait quelques pansements secs au sous-carbonate de fer, puis à la poudre d'iodoforme, et le 12 décembre le malade sort guéri.

## OBSERVATION XXV. — Personnelle.

*Ulcère phlébitique chez une malade ayant eu une fièvre typhoïde. Ni varices, ni syphilis.*

La nommée Sylvanie B., 22 ans, journalière, entre à l'hôpital Saint-Louis, salle Henri IV, le 28 novembre 1896, où elle occupe le n° 10.

Rien dans les antécédents héréditaires ou personnels qui puisse faire songer à la syphilis. Son père, sa mère, ses deux frères, sa sœur, sont en bonne santé.

Notre malade a eu la fièvre typhoïde il y a cinq ans. Elle entre pour une lésion de la peau au niveau de la malléole interne gauche, de la grandeur d'une pièce de cinq francs environ, à contours réguliers, à bords taillés à pic, à fond bourgeonnant.

Une zone de dermite douloureuse à la pression et de coloration violacée entoure la plaie sur une largeur de deux travers de doigt.

L'ulcération qui nous occupe remonte à plus de six mois. Elle a débuté par une égratignure que la malade n'a pas soignée. Un coup l'a aggravée. Un peu avant, la jambe était déjà enflée, et un médecin de la ville diagnostiqua une phlébite. Malgré cela, la malade a continué à marcher, aussi la plaie s'est-elle étendue jusqu'à devenir ce qu'elle est actuellement.

La phlébite est encore perceptible sous forme d'un cordon dur à la partie interne de la jambe.

L'articulation tibio-tarsienne gauche a des mouvements un peu moins étendus que celle de l'autre côté.

L'auscultation du cœur ne donne rien.

Traitement. — Compresses boriquées.

8 décembre 1896. — Pansements à la poudre d'iodoforme. Bourgeons charnus.

16 décembre. — Le fond de la plaie s'est relevé et se trouve au niveau des parties saines.

Fin décembre. — Exeat.

### OBSERVATION XXVI. — Personnelle

*Ulcère phlébitique chez une malade ayant eu la fièvre typhoïde. Ni syphilis, ni varices superficielles*

La nommée Flore D..., 22 ans, domestique, entre à l'hôpital Saint-Louis, le 21 novembre 1896, salle Henri IV, où elle occupe le lit n° 43, puis le n° 2.

Il y a quatre ans, fièvre typhoïde d'une durée de trois mois, soignée à l'hôpital de Saint-Denis ; aussitôt après, et dès que la malade a voulu se lever, phlébite de la jambe gauche, pas d'ulcères à ce moment.

Une première ulcération se déclare il y a 18 mois environ au niveau de la cheville gauche.

L'an dernier elle est venue vers le mois de juin à la salle Gosselin, où elle est restée cinq semaines. Elle serait sortie avant sa guérison complète.

Il y a deux mois, ulcère du mollet. En faisant son service, elle dit avoir eu une rupture de varice profonde et une hémorrhagie abondante.

Actuellement la phlébite est peu prononcée ; la malade se plaint de douleurs, de crampes, d'œdème du membre.

On trouve en allant de bas en haut :

I° Un peu au-dessus et en dehors de la malléole externe, une ulcération en voie de guérison qui, d'après la cicatrice, a occupé la surface de deux pièces de un franc.

Elle est recouverte d'une pellicule blanchâtre, sauf en un point à fond rouge, non suppurant. Elle est un peu surélevée au-dessus du niveau des parties saines.

Auparavant, la plaie avait suppuré assez abondamment. Immédiatement en dehors de la cicatrice, et tout autour d'elle, zone rouge brune, large de deux travers de doigt, où les sensations thermique, douloureuse et tactile semblent conservées.

II° Au mollet, quatre ulcérations très superficielles, entourées d'une dermite légère.

Cette jambe a un volume un peu plus considérable que la droite. Cette dernière ne présente ni varices, ni varicosités, alors qu'un examen attentif du membre inférieur gauche permet de voir quelques traînées violettes.

Les mouvements de l'articulation tibio-tarsienne sont plus étendus à droite qu'à gauche.

Pas de dystrophie unguéale.

Le réflexe patellaire est un peu plus fort à gauche qu'à droite, ce réflexe étant lui-même plus prononcé que normalement.

Appareil circulatoire. — Souffle de l'artère pulmonaire (deuxième temps).

Traitement. Pansements avec des compresses boriquées.

5 décembre. — Les ulcérations ne diminuant que lentement, on décide d'appliquer de l'eau oxygénée.

17 décembre. — Au bout de 12 jours de cette médication, la plaie principale s'est détergée, les bourgeons charnus se montrent en assez grand nombre. Bains d'amidon, trois par semaine.

18 décembre. — Pansements à la poudre de sous-carbonate de fer et occlusion avec l'emplâtre rouge.

19 décembre. — Pansement à l'iodoforme et occlusion avec l'emplâtre de Vigo.

28 décembre. — Les petites ulcérations ne sont plus visibles. Le grand ulcère n'a plus que les dimensions d'une pièce de cinquante centimes.

Exeat.

### OBSERVATION XXVII. — (Personnelle).

*Ulcère phlébitique pendant des accès de fièvres intermittentes.*
*Ni syphilis, ni varices, Psoriasis*

Le nommé Marcel C..., âgé de 26 ans, représentant de commerce en vins, entre le 16 décembre 1896, à l'hôpital Saint-Louis, salle Saint-Louis, lit n° 8 *bis*.

Père mort, à 40 ans, d'une hernie. Mère morte à 20 ans, d'une peur pendant la guerre (1870-71).

Enfant unique, notre malade a été nourri pendant 10 mois au sein maternel jusqu'à la mort de sa mère.

En 1893, il fut attaqué et reçut deux balles de revolver dans la région de l'oreille droite. Il séjourna trois semaines à l'hôpital Cochin ; une balle fut extraite ; l'autre, d'après son dire, se trouverait à quelques millimètres au-dessous du tympan et n'a pas été extraite.

Aucun inconvénient n'en résulte, ni troubles de l'audition, ni gêne dans les mouvements de la mâchoire.

D'octobre 1895 à février 1896 il est soigné à l'Hôtel-Dieu, salle Saint-Augustin, pour des fièvres intermittentes survenues quelques jours avant son entrée à l'hôpital. Les accès reviennent tous les jours vers 3 ou 4 heures, dit-il, pour cesser 2 heures en moyenne après leur apparition.

La température maximum observée a presque atteint 41 degrés.

En un mois et demi les accès disparaissent.

A son entrée, il présentait une plaie légère du gros orteil gauche survenue la veille ou l'avant-veille ; elle a duré quatre mois.

Dans la seconde semaine de son hospitalisation, une phlébite gauche se déclare, la jambe est enflée, douloureuse, l'inflammation se propage, et on constate des ganglions inguinaux. Exactement quinze jours après son entrée, sa jambe est mise dans une gouttière.

Pendant son séjour à l'hôpital, pas d'ulcération nouvelle et pas d'extension de celle signalée plus haut.

Notons que l'étiologie de ses fièvres n'est pas très nette.

Le malade est né à Rethel, pays où il n'y a pas de marais.

Il fait son service militaire de 18 ans à 21 ans 1/2 à Provins. Aux environs de la ville il y a des tourbières ; il affirme qu'aucun homme de sa caserne n'a eu de fièvre. Depuis 1891, époque de sa libération, il n'est pas retourné dans ce pays.

*Etat actuel.* — Le sujet présente :

I° Une plaie à la moitié inférieure et interne de la jambe gauche, survenue il y a trois mois (c'est-à-dire sept mois après sa phlébite), à la suite d'une écorchure. Presque aussitôt elle a occupé l'étendue qu'elle a maintenant.

De forme hexagonale (un des côtés supposé curviligne), elle mesure deux centimètres de hauteur sur trois et demi de large. On constate :

A. Cette plaie, dont le contour est assez régulier, le fond suintant, les bords peu taillés à pic, l'ensemble très légèrement cupuliforme.

B. Autour de la plaie, zone pigmentée brune, large de un centimètre en moyenne. En haut elle n'a qu'un demi-centimètre, en bas elle mesure un centimètre et demi.

Puis cette pigmentation se dégradant, passe par la couleur orange, ensuite par la couleur rouge.

La sensibilité douloureuse semble exagérée.

La sensibilité thermique est légèrement émoussée.

II° Un peu au-dessus de la plaie précédente, deux ulcérations situées à la face antéro-interne de la jambe.

En voie de guérison depuis huit jours, elles ne présentent plus qu'une coloration rouge brune intense.

Depuis de longs mois, le malade a du psoriasis, soigné, dit-il, avec une pommade blanche. Guéri une première fois, il est revenu il y a 4 à 5 mois.

Actuellement l'éruption intéresse le côté gauche de l'abdomen, elle est confluente à la jambe gauche (siège des ulcères et de la phlébite) où chaque élément est entouré d'une zone pigmentaire de même aspect que celle de l'ulcère. Elle ne s'est pas montrée ailleurs.

Le malade n'a jamais eu la syphilis. Il ne présente pas de varices. La fatigue cause parfois de l'œdème malléolaire gauche depuis sa phlébite.

Pas de rhumatismes dans ses antécédents ; une simple blennorrhagie d'une durée de 15 jours et non compliquée d'orchite.

Appareil circulatoire. Cœur normal. Pouls 64 pulsations normales comme intensité, régulières.

Réflexes normaux.

Pas de troubles visuels.

Notons que trois mois avant d'être malade, il s'était mis représentant de commerce en vins. En dehors des repas il buvait un litre de vin environ, par petits verres, et le soir une absinthe.

Il n'a ni tremblement, ni rêves, ni pituites.

Traitement.— Poudre d'iodoforme et occlusion avec de l'emplâtre de Vigo. Collodion cadique pour le psoriasis.

2 janvier 1897. — Seule la plaie inférieure est encore visible, mais elle a diminué de moitié. La sensibilité est à peu près normale au niveau de la peau de formation nouvelle ; elle est normale au niveau de la plaie.

Le psoriasis disparaît à la partie supérieure, là où a été appliqué le collodion cadique.

4 janvier. — Amélioration notable. L'ulcération présente une surface de un centimètre et demi carré avec des bourgeons peu nombreux, mais assez gros, surélevés de 1 millimètre environ au-dessus des parties saines. Autour d'elle se voit une pellicule rouge foncée d'une largeur à peu près uniforme (3 millimètres).

Une troisième zone se voit, d'aspect blanchâtre, large de deux millimètres, qui figure les limites de l'ulcère à l'entrée du malade dans le service et qui forme un bourrelet légèrement dur et saillant.

En dehors, zone rouge, puis rose pâle, qui va se dégradant jusqu'à confondre sa coloration avec celle de la peau saine. Largeur : deux travers de doigt sur les parties latérales ; un seul aux parties supérieure et inférieure.

Le psoriasis est en voie de guérison, mais les éléments primitifs qui ont pâli sont toujours entourés d'une zone brune intense.

Sorti guéri vers le 15 janvier 1897.


### OBSERVATION XXVIII. — Personnelle.

*Ulcère chez un malade variqueux ayant eu une phlébite*
*pendant sa fièvre typhoïde. — Pas de syphilis.*

Le nommé Amédée H..., 33 ans, marchand ambulant, entre le 5 septembre 1896, salle Saint-Louis, lit n° 8.

Père âgé de 60 ans, atteint d'une maladie de cœur ; grand'mère paternelle morte, atteinte de varices ; mère 55 ans, pas de varices.

Enfant unique, il a eu une enfance maladive, une croissauce difficile. A 19 ans, il a fait une fièvre typhoïde d'une durée de trois mois et compliquée de phlébite gauche.

Un an après, ulcères de la jambe gauche.

Depuis lors il s'est écoulé treize années, pendant lesquelles une ulcération au niveau de la malléole interne s'est montrée presque constamment.

En 1886, il a eu, pendant 6 à 7 mois, un ulcère au niveau de la malléole externe qui a récidivé, et que M. Quénu a soigné en 1895.

Il entre actuellement pour une ulcération ovalaire située immédiatement en arrière de la malléole interne. Les bords se rapprochent beaucoup de ceux de l'ulcère gommeux, ils sont presque taillés à pic, ils sont coupés pour ainsi dire au bistouri, non déchiquetés. Mais, par contre, le fond est rougeâtre, non bourbillonneux, non bourgeonnant.

La plaie est entourée d'une zone de dermite douloureuse qui occupe presque régulièrement deux travers de doigt.

Autour de cette dernière zone se voient des veinosités assez nombreuses sous une peau saine, de consistance normale.

Sur le dos du pied, on remarque des varices sous forme de dilatations serpentines.

Au niveau de la malléole externe, cicatrices brunâtres.

Disons tout de suite que le malade n'a jamais eu la syphilis et que tout interrogatoire et tout examen somatique fait dans ce but n'aboutit à aucun résultat.

Notre malade présente encore des varices du scrotum, un varicocèle gauche.

Sur la jambe droite, on voit le trajet des veines sous forme de traînées bleuâtre pâle qui deviennent de couleur plus foncée à la partie interne et moyenne de la jambe.

Le cœur est normal, le pouls un peu lent ; 60 pulsations.

Rien à signaler dans l'examen de l'appareil respiratoire.

Pas de troubles digestifs, le malade a été très constipé jusqu'en 1894.

Le malade, légèrement alcoolique, a du tremblement des mains, un caractère emporté, de la sudation des pieds.

Pas d'albumine dans les urines.

Traitement : compresses boriquées.

Il présente dans le dos et à la région lombaire une éruption de coloration rouge brune par places, brunâtre en d'autres, formant des placards disséminés.

A la paroi thoracique antérieure, au niveau des muscles pectoraux, coloration brune manifeste, se desquamant par le grattage, diagnostiquée pityriasis versicolor, en avant tout au moins. Début il y a 4 ou 5 ans, la coloration n'a jamais bien varié. Cette affection ne gêne en aucune sorte notre malade.

10 septembre. — Autour de la zone de dermite existe surtout à la partie antérieure de la cheville une zone de coloration jaunâtre comme cela se voit dans les ecchymoses en voie de résorption. On constate aujourd'hui de l'œdème, de l'empâtement périmalléolaire.

13 septembre. — L'ulcération a diminué de moitié.

18 septembre. — Le malade sort après avoir reçu le conseil de porter des bas à varices. Son ulcération est presque guérie.

OBSERVATION XXIX. — Due à l'obligeance de M. le D<sup>r</sup> Jeanselme, médecin des hôpitaux.

*Varices. — Ancienne phlébite double puerpérale. — Troubles sensitifs.*

Françoise P..., âgée de 40 ans, cordonnière, entre à l'hôpital Saint-Louis, salle Lugol, n° 23.

Examen du 30 septembre 1896.

Depuis 20 à 25 ans, varicosités superficielles qui sont aujourd'hui très développées, il n'y a au contraire que peu de cordons variqueux serpentins. Dans certains points, les varicosités superficielles sont tellement fines et rapprochées qu'elles forment des taches congestives, violacées, qui s'effacent sous la pression.

La peau n'est pas altérée. Il y a pourtant une légère pigmentation brune-sur la face antéro-externe des deux jambes et il existe une petite ulcération circulaire superficielle du diamètre d'une pièce de cinquante centimes, un peu au-dessus et en arrière de la malléole interne droite. Cette ulcération remonte à un mois environ. Au même point exactement, il y a deux ans, il y a déjà eu une ulcération identique qui a duré trois semaines. Dans un point exactement symétrique, c'est-à-dire un peu au-dessus et en arrière de la malléole interne gauche, cicatrice circulaire de la grandeur d'une pièce de cinquante centimes, légèrement indurée et entourée d'un halo bistré.

Il faut noter à la face interne des deux genoux, à la face interne et supérieure des deux jambes, ainsi qu'à la partie interne du creux poplité, l'existence de vergetures extrêmement marquées sans pigmentation à ce niveau.

Des vergetures existent également à la face antéro-externe du pied et du cou de pied gauche.

Par contre, la malade n'a pas de vergetures sur le ventre.

Or, la malade a eu huit grossesses, la dernière il y a six ans, compliquée de fièvre puerpérale avec ophthalmie purulente de l'œil gauche qui actuellement ne peut plus lui être d'aucun usage, et d'une phlébite double qui a retenu la malade pendant six mois au lit. — Sur les flancs existent, des deux côtés, de gros cordons noueux, variqueux ; on peut les suivre jusque dans la région lombaire ; il semble donc qu'il y avait eu thrombose dans la partie inférieure de la veine cave. Depuis cette phlélite double, la malade a eu de l'enflure des jambes qui remonte jusqu'au genou. Après le repos au lit, l'œdème disparaît.

Troubles de la sensibilité. La sensation de froid et de chaleur est émoussée au pied et à la jambe ; cette sensation ne revient qu'à la cuisse. Cette sensation est encore plus émoussée au pourtour de l'ulcère variqueux de la jambe droite et de la cicatrice variqueuse de la jambe gauche que dans les autres points.

Réflexes rotuliens forts et prompts des deux côtés.

Réflexes cutanés plantaires normaux.

Pas d'atrophie musculaire.

Pas de trépidation épileptoïde.

Pas de déviation des orteils en dehors, ni de tendance au valgus.

Pas d'altération ni des ongles, ni des orteils.

Pas de troubles vaso-moteurs, sécrétoires ou trophiques des membres inférieurs.

Pas d'étylisme.

# SYPHILIS POSSIBLE
## ET ULCÈRES NON SYPHILITIQUES

**OBSERVATION XXX.** — Observation II de la Thèse de M. Jeanselme.
Résumée

*Varices. — Eléphantiasis du membre inférieur gauche, causé par des
ulcérations peut-être syphilitiques*

J. P..., 5o ans, cuisinière, a des varices des membres inférieurs depuis
plus de 20 ans : il y a six ans, nombreuses ulcérations disséminées sur
les deux jambes ayant donné lieu à des cicatrices qui sont arrondies,
lisses, décolorées, planes, légèrement déprimées, mono ou polycycliques, cerclées d'un limbe brunâtre ; leur diamètre est variable ;
quelques-unes n'ont que 7 à 8 millimètres, d'autres atteignent 7 à 8 centimètres. Depuis lors ces ulcérations se sont reproduites plusieurs fois.
Plusieurs cicatrices remontent jusqu'au genou et sont au dehors et
au-dessus de la plaque d'induration (Voir Pl. 2 de la Th. ci-dessus citée).

Il y a eu depuis plusieurs années des fissures suintantes, notamment
en avant du cou de pied ; au dire de la malade, il n'y aurait jamais eu
de lymphangite aiguë, ni adénite douloureuse.

Actuellement on ne voit pas de gros troncs variqueux, ce qui tient
sans doute à l'embonpoint de la malade, mais on les sent à la palpation. Il y a des veinosités multiples sur les jambes et sur les cuisses.

Déformation du membre inférieur gauche.

Etat œdémateux des deux jambes. L'induration a son maximum au
niveau du cercle périmalléolaire.

La peau est lisse, luisante, peu squameuse, recouverte d'un épiderme
légèrement fendillé par des fissures suintantes. Il existe sur la face
interne de la jambe, au-dessous de sa partie moyenne, une ulcération à
fond grisâtre de la grandeur d'une pièce de un franc, ayant l'aspect
d'un ulcère variqueux.

Sur le fond rose violacé se détachent des placards pigmentaires qui
se continuent par dégradation insensible avec les parties roses ; certaines
sont décolorées et seraient des cicatrices d'ulcères, au dire de la malade ;
on voit de plus, disséminées çà et là, les cicatrices à bords taillés à pic,
que nous avons décrites plus haut. A la jambe, sur toute l'étendue de la
lésion, état mamelonné ; au devant du cou de pied, la formation papillomateuse prend des proportions gigantesques ; les orteils sont considé-
rablement augmentés de volume ; les ongles sont opaques, épaissis,

stratifiés, fibreux en long avec ressauts transversaux, arqués comme du côté sain et non excavés sur leur surface libre ; mais le lit de l'ongle, au lieu d'être horizontal, se relève beaucoup, de sorte que l'ongle est presque implanté verticalement ; ce redressement tient au volume énorme de l'extrémité libre de l'orteil. Sur le membre inférieur droit, les ongles sont normaux. Rien aux os.

La malade nie avoir eu la syphilis ; nulle part qu'aux jambes il n'existe de cicatrices suspectes, pas même aux cuisses.

Sur les avant-bras, il y a quelques cicatrices blanches sans caractères, que la malade attribue à des brûlures par étincelles (elle est cuisinière). Traces d'un zona intercostal droit. Iritis ancienne qui serait également consécutive à une brûlure par étincelle ?

Athérome cardio-vasculaire.

Gingivite végétante, presque toutes les dents sont tombées.

Ni sucre, ni albumine

Un appareil ouaté, par dessus lequel sont des bandes de caoutchouc, est appliqué : chaque pansement, de plus en plus compressif, durant huit jours.

Au 4 juillet, la mensuration donne, à peu de chose près, les mêmes résultats que ceux du 15 juin ; à noter que cette dernière n'a été prise que le lendemain du jour où le bandage avait été levé.

OBSERVATION XXXI. — Observation de la thèse de M. Broca, n° 91.

*Phlébite d'une ampoule variqueuse — Ulcères arrondis à la partie inférieure de la jambe.*

Mil Jean, 23 ans, frappeur, entre le 17 septembre 1884, salle Bazin, n° 69.

Aucun commémoratif syphilitique. Varices survenues à gauche; actuellement de ce côté, veine saphène interne dilatée, flexueuse. Malade depuis environ cinq semaines. Début au tiers inférieur de la face interne de la jambe gauche par une tache violacée sur laquelle est venu un bouton, puis une ulcération. Puis après cela, est venu au tiers supérieur de la face interne une tuméfaction, rouge et douloureuse. Le malade raconte qu'auparavant, il avait à ce niveau, depuis longtemps déjà, une petite tumeur molle, dépressible, semblable à une dilatation grosse comme une noisette, qui existe actuellement à la cuisse gauche, sur le trajet de la saphène interne dilatée. Cette dernière bosselure est flasque, bleuâtre, et, après l'avoir réduite, la pulpe du doigt sent un orifice arrondi.

Actuellement, œdème de la jambe gauche.

Au tiers inférieur de la face interne deux ulcérations arrondies, en entonnoir, à fond mamelonné et sanieux, une inférieure grande et une supérieure petite, séparées encore par un pont assez mince. Tout autour, zone rouge épaissie et indurée. La tumeur supérieure est grosse comme une petite noix, fluctuante, rouge, douloureuse à la pression.

Elle se prolonge en haut, sur sa face profonde, par une queue indurée, terminée en pointe ; plus loin encore, se sent une veine dilatée et flexueuse, dans laquelle on sent à sa partie inférieure une concrétion dure.

La crête tibiale n'est pas bosselée, n'est pas douloureuse à la pression. Rien aux ganglions inguinaux. Rien sur le reste du corps. Cheveux intacts.

Traité sans succès depuis cinq semaines par l'iodure de potassium. Bandelettes sur les ulcères. Cataplasmes sur l'abcès.

8 août. — Les ulcères sont entièrement cicatrisés. La bosselure supérieure n'est plus douloureuse.

8 septembre. — Exeat. Il porte un bas élastique et se lève depuis quinze jours. Les cicatrices tiennent bien. La bosselure est toujours nettement fluctuante et repose sur un fond induré ; mais cette zone indurée est moins large et la queue qui la prolongeait en haut est certainement plus courte et plus mince.

### OBSERVATION XXXII. — Personnelle.

*Varices. — Dermite variqueuse. — Pas de syphilis.*

Le nommé Ferdinand G..., 42 ans, tonnelier, entre salle St-Louis, n° 26, le 29 août 1896.

*Antécédents héréditaires.* — Mère, 72 ans, en bonne santé, atteinte d'eczéma.

*Antécédents collatéraux.* — 2 frères en bonne santé, 2 sœurs bien portantes ne présentant pas d'eczéma.

*Antécédents personnels.* — Elevé au sein d'une nourrice.

Opéré à Saint-Antoine d'un abcès qu'on a dû ouvrir en deux endroits, à la partie interne et à la partie postérieure de la jambe droite.

*Maladie actuelle.* — A un travers de main du pli fessier, se voient des lésions de dermite lichénoïde plus étendue à droite qu'à gauche.

Mêmes lésions dans le pli interfessier.

Il y 6 mois, quand il était à Saint-Antoine, il est survenu à la jambe droite un érythème violet autour de ses plaies.

*Jambe droite.* Il a maintenant une ulcération siégeant à la partie interne un peu au-dessus de la malléole, de forme elliptique, grande comme une pièce de vingt centimes. Autour d'elle il y a par places de la desquamation et une lymphangite intense, douloureuse, large de deux travers de main, faisant le tour de la jambe et occupant au pied la moitié postérieure de la face dorsale.

Il a des varices à droite.

De plus, à la cuisse, au niveau de l'arcade crurale, à la face antéro-externe et aussi postérieurement, apparence lichénoïde de la région sur une certaine étendue qui va rejoindre la zone lombaire dont il a été question plus haut.

Ankylose commençante de l'articulation tibio-tarsienne droite.

Sensibilité douloureuse un peu émoussée à la partie inférieure du bord antérieur tibial.

Adénite inguinale intense.

*Jambe gauche.* Presque la même localisation de la dermite, moins intense, par places excoriation, desquamation en d'autres.

Exulcérations très petites et moins profondes que celles du côté droit.

Varicosités, pas d'ankylose tibio-tarsienne. Sensibilité conservée.

Adénite inguinale intense.

Pas de syphilis.

Rien à signaler qu'une hypertrophie du cœur, de la tachycardie et des palpitations.

C'est plutôt une dermite dont les exulcérations correspondent à des thromboses qu'un véritable eczéma variqueux.

Traitement : Compresses humides ; vaseline boriquée.

5 septembre 1896.— Exulcérations en voie de guérison.

*Membre inférieur droit.* A la partie externe du dos du premier métatarsien, ulcération lenticulaire, et un peu au-dessus un autre ulcère elliptique un peu plus grand, entourés chacun d'œdème assez intense. Pas d'œdème malléolaire.

Sur le bord externe du pied trois ou quatre ulcérations en voie de guérison.

Desquamation partielle du tiers inférieur de la jambe montrant des placards violets œdématiés ou d'un rouge à peu près normal. Quelques craquements dans l'articulation tibio-tarsienne.

Face externe. Deux petites exulcérations au tiers inférieur en dedans desquelles placard lie de vin.

Eléments papuleux au niveau du genou avec tendance à la suppuration.

Ganglions inguinaux persistants.

*Jambe gauche.* Les exulcérations sont en voie de guérison manifeste; leur contour blanchâtre n'est pas surélevé, leur surface rouge non encore cicatrisée pâlit progressivement. On en voit encore une demi-douzaine situées exactement à la partie externe médiane.

Rien d'autre à signaler.

Les bruits du cœur sont un peu plus lents, un peu plus réguliers, mais encore sourds. Le malade n'a maintenant que quelques palpitations.

Traitement. Lotions au nitrate d'argent à 1/200.

Compresses boriquées.

12 septembre.— Les caustiques faibles ont eu la meilleure influence sur la dermite qui est presque complètement guérie. Exeat.


## OBSERVATION XXXIII. — (Personnelle)

*Ulcère variqueux typique. — Ulcère unique*

Le nommé François G., âgé de 70 ans, ancien employé au chemin de fer. Entré le 16 septembre 1896, salle Saint-Louis, lit N° 19, puis lit N° 13.

*Antécédents héréditaires. —* Père et mère non variqueux.

Pas de varices chez ses frères ou ses sœurs.

Dans les antécédents du malade on relève des fièvres intermittentes, une hernie inguinale double depuis 30 ans, celle de gauche ayant paru six à sept mois après celle du côté droit.

Les varices se sont montrées de bonne heure chez lui, mais l'ulcération pour laquelle il entre a débuté il y a cinq mois seulement à la partie antéro-interne de la jambe droite, au niveau de son tiers inférieur.

L'ulcération a progressé lentement jusqu'à revêtir l'aspect actuel.

Sa limite inférieure est constituée par un arc de cercle à concavité dirigée en sens contraire, les côtés sont sinueux et non formés de lignes courbes.

L'axe de la plaie est dirigé de bas en haut et de dedans en dehors, il a six centimètres ; deux travers de doigt mesurent la plus grande largeur.

Les bords de la plaie sont surélevés, durs, descendant par degrés jusqu'au fond de l'ulcère qui est bourgeonnant, d'un rouge pourpre par places.

La peau est tendue, violacée, à trois travers de doigt environ autour de l'ulcération. La sensibilité thermique et douloureuse diminuée à la partie antérieure, normale à la partie interne.

Varices légères au niveau de la cuisse.

Mouvements limités de l'articulation tibio-tarsienne, mais le malade nous dit qu'il a eu une fracture sus-malléolaire en 1887.

Jambe gauche — A la partie antérieure (tiers moyen et inférieur) anciennes ecchymoses multiples violet foncé, brunâtres suivant les places, dues aux chocs que recevaient les jambes du malade dans sa profession d'employé de chemin de fer. Les veines se dessinent sous forme de traînées bleuâtres à la partie moyenne de la jambe.

Il n'a pas eu la syphilis.

Il n'est pas alcoolique.

Ni sucre, ni albumine dans ses urines.

Appareil respiratoire. — Râles à la fin de l'inspiration au niveau des deux bases — et un peu d'emphysème.

Appareil circulatoire. – Pouls athéromateux.

Au cœur, prolongement du premier bruit à la pointe.

14 septembre. — A droite, râles crépitants fins de décubitus, à gauche, râles un peu plus gros, de timbre un peu plus grave.

L'œdème autour de la plaie de la jambe droite descend jusqu'aux malléoles.

Traitement. — Julep diacode. Pansements humides.

20 septembre. — Depuis huit jours, l'auscultation ne donne que peu de signes, notre malade étant avant tout un emphysémateux. — Son ulcère se répare lentement.

4 octobre. — Un peu d'amélioration; le fond se déterge et semble s'élever. Quelques bourgeons charnus. Emplâtre de Vigo.

Pendant le reste du mois sa plaie diminue en étendue et un peu en profondeur et, le 7 novembre 1896, elle est guérie; le malade sort. On lui donne un bas à varices.

# CONCLUSIONS

*Étiologie, Pathogénie.* — L'alcoolisme, le traumatisme, les varices, la syphilis ou une phlébite aiguë amènent des ulcérations chez des sujets peut-être doués d'une constitution spéciale, qui devient une cause prédisposante.

*Anatomie pathologique.* — L'ulcère se prépare par des lésions vasculo-nerveuses et peut être appelé par une lésion cutanée locale préexistante.

*Symptômes.* — Les *syphilides ulcéreuses* des membres inférieurs sont, en tout point, semblables à celles qui se rencontrent sur le tronc ou sur les membres supérieurs.

Les *ulcères syphilo-variqueux* ont, le plus souvent, les mêmes signes objectifs que les ulcères syphilitiques; mais, chez des malades ayant présenté des ulcérations variqueuses avant leur syphilis et chez les syphilo-variqueux atteints de dermite hypertrophique, les bords sont plus durs et peuvent, dans quelques cas, être en falaises. La pigmentation et l'aréole pachydermique sont plus étendues que lorsque la syphilis est seule en jeu, et le fond est grisâtre ou rougeâtre.

L'une des deux affections peut devenir prédominante à un moment donné, non toutefois sans emprunter quelques-uns de ses caractères à la seconde.

L'*ulcère phlébitique* se présente sous le même aspect, qu'il dérive d'une phlébite consécutive à la fièvre typhoïde ou à une autre pyrexie.

Chez un sujet ni syphilitique ni variqueux, il simule la syphilis ulcéreuse par sa multiplicité, sa localisation à peu près indifférente; mais il s'en éloigne surtout par son fond et par sa périphérie.

Il semble se modifier en présence de syphilis ou de varicose et leur céder à peu près complètement la place, rendant peut-être leur évolution un peu moins typique.

*L'ulcère variqueux,* unique dans la grande majorité des cas, lorsqu'il est ancien, se reconnaît par sa localisation, sa chronicité, ses lésions périphériques et sa résistance au traitement spécifique.

*Marche, Durée, Pronostic.* — Des ulcères rebelles, des ulcères récidivants, surtout chez un sujet avancé en âge, sont des causes prédisposantes à des complications parfois fatales.

*Diagnostic.* — Il est toujours des plus délicats. Les caractères objectifs classiques sont loin d'être toujours tous réunis chez le même malade. Le diagnostic doit trop souvent se fonder sur des nuances plus ou moins typiques. Aussi est-ce le traitement spécifique qui est la pierre de touche par excellence quand les commémoratifs donnés par le malade, quand les signes fournis par des cicatrices antérieures ou des accidents actuellement encore existants, n'ont pas suffisamment éclairé le médecin.

*Traitement.* — Dans les autres cas, le traitement sera approprié à cause de l'ulcère, et il sera celui des plaies simples.

# BIBLIOGRAPHIE


ALIBERT. — Les Syphilides. Précis théorique et pratique sur les maladies de la peau, Paris, 1827.

ANNALES DE DERMATOLOGIE ET DE SYPHILIGRAPHIE.
1892. Essai sur les gangrènes des membres consécutives à l'astérite syphilitique.
1893. Eruption iodoformique dans le cas de pansement d'ulcère variqueux.
1894. Syphilis tertiaire (Marschalko).
1896. Traitement de la syphilis par les injections intra-veineuses de solutions mercurielles (The Lancet London, II° Congrès International).

ARNING. — Bericht über eine mit Mitteln der Humboldt-Stiftung unnommene Reise nach den Sandwichs. Inseln zùr Erforschung der dort herrschenden Lepra (Académie des sciences de Berlin. Séance du 2 décembre 1886).

D'AULNAY (Richard). — Phlélite chez les syphilitiques (1896).

BARASCH. — De l'influence dystrophique de l'hérédité syphilitique, Paris, Th., 1896.

BARTHÉLEMY et BALZER. — Article syphilides, in Nouveau Dictionnaire de chirurgie et de médecine pratique.

BAZIN. — Article lupus in Dictionnaire Dechambre.

BESNIER. — Un cas de syphilis secondaire, anormale et maligne mutilante, forme tuberculo-gangréneuse (Ann. de derm., 1892).

DE BEURMANN et CLAUDE. — Erythème nerveux d'origine syphilitique (Annales de dermatologie, 1896).

BOINET. — Ulcère phagédénique du Tonkin (Annales de dermat., 1890-1891).

BOTHÉZAT. — Un cas de rupia syphilitique, in Nouv. Montpellier médical, 1893.

BRIÈRE, Léon. — Du diagnostic de quelques syphilides ulcéreuses tardives et de leur traitement, in Gaz. des Hôpitaux, 1873.

BROCA. — Etude clinique sur quelques lésions cutanées des membres variqueux (Eczéma, Syphilis, Ecthyma), Paris, Th., 1886.

BROUARDEL (G). — Glossite tertiaire syphilitique développée malgré le traitement par les injections de calomel (Ann. de derm., 1896).

Carault. — Essai sur les ulcères de la peau, Paris, Th., 1819.

Christiansen. — De quelques considérations étiologiques, cliniques et thérapeutiques sur les syphilides ulcéreuses, Paris, Th., 1884-1885.

Christowitz (P.). — Traitement des ulcères simples de la jambe à l'état actuel, Montpellier, 1890.

Cornil. — Anatomie pathologique.

Dubuc. — Des syphilides malignes et précoses, Paris, Th , 1864.

Feulard. — Durée de la période contagieuse de la syphylis, Ann. de dermat., 1896.

Foa (Pio). — Arch. per le sc. med. Diagnostic de la fibromatose cutanée ulcéreuse mycotique avec la syphilide ulcéreuse (vol. VIII, n° 16) (Ann. derm., 1885).

Fournier (A.). — Des syphilides gommeuses, in Gaz. hebd. de méd. et de chirurgie, Paris, 1874, 2e s., XI, n° 29.

— Des syphilides gommeuses et du diagnostic de la gomme (Notes personnelles des cliniques des 4, 11 et 18 décembre 1896).

— Syphilides ulcéreuses, in Journal de médecine et de chirurgie pratiques, Paris, 1874.

— Considérations générales sur la syphilis tertiaire (Extrait d'une leçon faite à l'hôpital de Lourcine), in Gaz. hebd. de méd. et de chir., Paris, 1874, 2e s., XI, n° 21.

— Complications des syphilides tertiaires, du phagédénisme, in Gaz. hebd. de méd. et de chir., Paris, 1874, n° 33.

— Sur le phagédénisme tertiaire, in Journ. de méd. et de chir. pratique. Paris, 1879, 3e s., I, p. 256-261.

— Des facteurs de gravité de la syphilis, in Sem. méd. 1886, nos 22, 24, 26.

— Des syphilides tertiaires, in Gaz. des hôp., 1887, nos 37, 40, 41, 44, 49 (1887).

— Recherches sur la syphilis tertiaire. Echéance du tertiairisme, qualité et fréquence comparée des diverses manifestations qui constituent le tertiairisme, in Arch. gén. de méd., 1889, II, p. 290-301.

— Du traitement de la syphilis par les injections mercurielles, in Revue gén clin. et thérap., n° 2, 1889.

— Traitement de la syphilis. Rueff, édit.

— Ulcère de jambe métatyphique. Communication à la Société de Dermatologie. Séance du 10 mars 1892.

Fournier (A.). — Tertiairisme précoce, in Gaz. méd. de Paris, 1893 (N°s 49, 50, 51,25) et 1894 (N° 1).

— Ulcère variqueux de la jambe, Clinique inédite communiquée par Monsieur le Professeur Fournier.

Fradet et Legrain. — Ulcère de Madagascar (Ann. derm. 1896).

Gaucher et Tonvenaint. — Ulcère Annamite (Ann. derm., 1896).

Georgevitch. — Essai sur l'étiologie des varices, Paris, Th., 1895.

Gilles de la Tourette. — De la guérison des grands ulcères de jambe par les pulvérisations phéniquées. Revue de chir., 1886.

Gilson. — Article ulcération. Ulcère, in Dictionnaire Jaccoud.

Grancher. — Syphilis et scrofule, in Dict. des sc. médicales.

Guibout. — Des syphilides ulcéreuses et de leur traitement, in Gaz. des hôp., 1873.

Hallopeau. — Sur les poussées bulleuses dans les cicatrices d'ulcère variqueux (Ann. derm., 1892).

Hardy. — Syphilides, in Gaz. des hôp., 1854 (N°s 130, 134, 140).

— Syphilide tuberculo-ulcérante-gangréneuse, in Gaz. des hôp., 1876.

Horteloup. — Traitement des formes ulcéreuses de la syphilis par les pulvérisations de calomel, in Gaz. des hôp., 1879, p. 435-442.

Israel. — De l'ulcère syphilitique des jambes, in Arch. de Langenbeck, t. XX, p. 283.

Jacquet. — Note sur la pathogénie des ulcérations trophiques de la peau (Ann. derm., 1892).

Jeanselme. — Des dermites et de l'éléphantiasis consécutifs aux ulcérations et à l'eczéma des membres variqueux, Paris, Th, 1888.

— De l'ulcère de jambe, des lésions qui le précèdent et de celles qui le suivent, in Gaz. des hôp., Paris, 1888 (N° du 27 juillet).

Jullien. — Maladies vénériennes, édition 1886.

Lagneau. — Syphilis squamo-ulcerosa, in Gaz. des hôp., 1865.

Lajugie. — Contribution à l'étude de l'eczéma de la jambe. Paris, Th., 1886.

Laveran. — Diagnostic du bouton de Biskra (Ann. de derm., 1880).

Lesser. — Die Aetiologie der tertiären Syphilis. Com. à la Soc. clin. du canton de Berne (Correspondenz Blatt für Schweizer Aerzte, 1893).

Llobet. — Tratamiento de las ulceras (Ann. de la Assistencia publica), Buenos-Ayres, 1891.

Lorimy. — Des ulcères et en particulier des ulcères syphilitiques siégeant aux membres inférieurs. Paris, Th., 1876.

Ludwig. — Ulcère variqueux combiné avec la syphilis (Corresp. Blatt für Schweizer Aerzte Basel, 1877, VIII, p. 366.

Mauriac. — Leçon clinique du 13 juillet 1882.

Mayet (de Lyon). — Pathogénie des coagulations sanguines intra-vasculaires (Communication au Congrès de médecine de Nancy, 1896).

Mendeville. — De quelques considérations sur les tumeurs gommeuses, Paris, Th., 1871.

Mirpied. — Des ulcères syphilitiques tertiaires du membre inférieur et en particulier de l'ulcus elevatum, Paris, Th., 1882.

Moty. — Ulcère annamite (Ann. de derm., 1896).

Nepveu. — De quelques variétés rares de l'ulcère syphilitique des jambes, in Revue de chir., 1884, p. 216-220.

Paul (C.). — Du traitement des syphilides ulcéreuses circonscrites par le sparadrap de Vigo, in Gaz. méd., Paris, 1870.

Pellizari (Celso) de Pise. — Diagnostic de l'ulcère cutané d'origine nerveuse avec la syphilide ulcéreuse, in Giorn. ital. delle m. veneree e della pelle, 1884, p. 92.

Le Pileur. — Des injections intra-musculaires d'huile grise (Ann. de derm., 1896).

Proksch. — Die Litteratur der venerischen krankheiten, t. III.

Quénu. — Etude sur la pathogénie des ulcères variqueux, in Revue de chirurgie, Paris, 1882.

Quinquaud et Ullmann. — De la syphilis chez les vieillards (Ann. de derm., 1881, p. 247 et 502).

Reclus. — Des hyperostoses consécutives aux ulcères rebelles de la jambe, in Progrès méd., 1879.

Renaudin. — Etude sur quelques complications des varices des membres inférieurs, Paris, Th., 1895.

Robin. — Etude sur le traitement des plaies et des ulcères par les greffes animales, Paris. Th., 1896.

Rollet et Chambard. — Article syphilide ulcéreuse, in Dict. des sc. méd., 3ᵉ série, 14.

Rosenthal. — Trait. des ulcères de jambe (Soc. Berl. de derm. Séance du 5 décembre 1893)

Sallé. — Essai sur les lympho. athies syphilitiques, Paris, Th., 1884.

Schweich. — Etude sur la classification des syphilides, Paris, Th., 1869.

Société Berlin. de dermatologie (1891). — Syphilis chez un enfant
de trois ans (d'après les Ann. de derm., 1890-1891).

Taulanc. — Contribution à l'étude des syphilides malignes précoces. Th. Montpellier, 1895

Terrier et Luc. — Contribution à l'étude des manifestations tardives
de la syphilis, in Revue mens. de clin., 1881.

Thierry. — Des greffes cutanées et de leur emploi dans le traitement
des ulcères trophiques (Ann. de derm.).

Vallas. — Sur les ulcérations tuberculeuses de la peau, Lyon,
Th., 1887.

Vaquez. — Des coagulations intra-vasculaires (Com. au Congrès
de méd. de Nancy, 1896).

Verneuil. — Notes sur l'ulcus elevatum tertiaire syphilitique, in
Gaz. des hôp., 1877, n° 48 — et 1882.

# TABLE DES MATIÈRES



LILLE, LE BIGOT FRÈRES

# A LA MÊME SOCIÉTÉ D'ÉDITIONS

BERTILLON (Dr Jacques), chef des Travaux statistiques de la ville de Paris, membre du Conseil supérieur de statistique, etc. — **Cours élémentaire de statistique** conforme au programme arrêté par le Conseil supérieur de statistique et adopté par M. le Préfet de la Seine, pour le concours à l'admissibilité au grade de Commis-Rédacteur à la préfecture de la Seine. Broché . . . . . . . . . . . . . . . . . . . . . . . **10 fr.**

BERTRAND (L.-E.), médecin en chef de la marine, ancien professeur aux Écoles de médecine navale, et FONTAN (J.), professeur de chirurgie navale et de chirurgie d'armée à l'Ecole de médecine navale de Toulon. — **Traité médico-chirurgical de l'Hépatite suppurée des pays chauds**, grand abcès du foie. In-8º de 732 p. avec tracés et figures. . . . . . . . . . . . . . . . . . . . . . . . . . . . . **16 fr.**

BLANCHARD (Dr R.), professeur agrégé à la Faculté de médecine de Paris, secrétaire général de la Société zoologique de France. — **Histoire zoologique et médicale des Téniadés du genre Hyménolepis Weinland**. In-8º de 112 pages orné de nombreuses figures. . . . . . . . . . . . . . . . . . . . . . . **3 fr. 50**

BOURQUELOT (Émile), docteur ès-sciences, professeur agrégé à l'École supérieure de médecine de Paris, pharmacien en chef de l'Hôpital Laënnec. — **Les Fermentations**, vol. de l'Encyclopédie des connaissances pratiques. In-8º de 205 pages, illustré de 21 figures intercalées dans le texte. Cartonné . . . . . . . . . . . . . . . . **4 fr.**

BOURQUELOT (Émile). — **Les Ferments solubles**, 10º volume de l'Encyclopédie des connaissances pratiques. In-8º de 220 pages. Cartonné. . . . . . . . . . . . **4 fr.**

CALMETTE (D.-A.), directeur de l'Institut Pasteur de Lille, médecin principal du corps de santé des colonies, ancien directeur de l'Institut bactériologique de Saïgon. — **Le Venin des Serpents**. Physiologie de l'envenimation. Traitement des morsures venimeuses par le sérum des animaux vaccinés. In-8º de 72 pages. Broché . . . . . . . . **3 fr.**

GAUTIER (A.), membre de l'Institut, professeur de chimie à la Faculté de médecine de Paris, membre de l'Académie de médecine. — **Les Toxines microbiennes et animales**. Grand in-8º de 620 pages avec 20 figures dans le texte . . . . . . . . . . . **15 fr.**

HECKEL, professeur à la Faculté des Sciences de Marseille. — **Les Kolas africains**. Un volume in-8º de 406 pages, illustré de nombreuses gravures et d'une planche en couleur. . . . . . . . . . . . . . . . . . . . . . . . . . . . . . . **7 fr. 50**

JOERGENSEN (Alfred), directeur du Laboratoire pour la physiologie des fermentations et de la technologie des fermentations. Copenhague. — **Les Micro-organismes de la fermentation**, traduit par Paul FREUND et révisé par l'auteur. In-8º de 348 pages avec 56 illustrations dans le texte. Broché. . . . . . . . . . . . . . . . . **5 fr.**

LABORDE (J. V.), directeur des travaux pratiques de physiologie à la Faculté, membre de l'Académie de médecine. — **Traité élémentaire de physiologie** d'après les leçons pratiques de démonstration, précédé d'une introduction technique à l'usage des élèves. In-8º de 450 p. avec 130 fig. dans le texte et 25 pl. dans l'introduction. Broché. **10 fr.** Cart. à l'angl., fer spécial . . . . . . . . . . . . . . . . . . . . . . . **12 fr.**

LÉGER (E.), pharmacien en chef à l'Hôpital Beaujon. — **Les Alcaloïdes des Quinquinas**, avec une préface de JUNGFLEISCH. In-8º de 278 pages. Broché . . . . . . . **7 fr. 50**

LETULLE (Dr), **Guide pratique des Sciences médicales**, publié sous la direction scientifique du Dr LETULLE, professeur agrégé à la Faculté de médecine de Paris, médecin des Hôpitaux. Encyclopédie de poche pour le praticien. Ouvrage in-18 de 1500 pages, cartonné à l'anglaise . . . . . . . . . . . . . . . . . . . . . . . **12 fr.**
Le supplément pour 1892. In-18 de 420 pages . . . . . . . . . . . . . **5 fr.**
Le supplément pour 1893. In-18 de 440 pages . . . . . . . . . . . . . **5 fr.**

MARCHAND (Dr Léon), professeur de cryptogamie à l'École supérieure de pharmacie. — **Énumération méthodique et raisonnée des familles et des genres de la classe des Mycophytes** (Champignons Lichens). In-8º de 334 pages, avec 166 figures intercalées dans le texte . . . . . . . . . . . . . . . . . . . . . . . **10 fr.**

MAUMENÉ, docteur ès-sciences. — **Manuel de Chimie photographique**. Un vol. in-8º de 499 pages. Broché . . . . . . . . . . . . . . . . . . . . . . . . . . . **5 fr.**

SONNIÉ-MORET, Docteur en médecine, pharmacien en chef de l'Hôpital des Enfants malades. — **Eléments d'analyse chimique médicale appliquée aux recherches cliniques**. Vol. in-8º de 340 pages . . . . . . . . . . . . . . . . . . . . . **6 fr.**

LILLE. IMP. LEBIGOT FRÈRES.